NOS MAISONS nous EMPOISONNENT

Georges Méar

NOS MAISONS nous EMPOISONNENT

Guide pratique de l'air pur chez soi

terre vivante

Depuis 1979, **Terre vivante** vous fait partager ses expériences en matière d'écologie pratique : jardinage bio, habitat écologique, alimentation saine et bien-être, consommation responsable... à travers :
- l'édition de livres pratiques,
- le magazine *Les 4 Saisons du jardin bio*,
- un Centre écologique de découvertes et d'expérimentations ouvert au public en Isère,
- un portail internet, www.terrevivante.org

Le catalogue des ouvrages publiés par **Terre vivante** est disponible sur simple demande et sur internet.

Terre vivante, domaine de Raud, 38710 Mens.
Tél. : 04 76 34 80 80. Fax : 04 76 34 84 02.
Email : info@terrevivante.org
www.terrevivante.org

Conception graphique et réalisation : Op. Cit.
Illustration de couverture : Céline Berni

ISBN 978-2-914717-05-2

SOMMAIRE

3.
NOTRE SANTÉ MENACÉE

4.
QUEL AIR RESPIREZ-VOUS CHEZ VOUS ?
DES OUTILS POUR UN DIAGNOSTIC

5.
COMMENT RESPIRER UN AIR PUR CHEZ SOI

6.
LES POLLUANTS DE L'AIR INTÉRIEUR DE A À Z

ANNEXES

Introduction

Depuis plusieurs années déjà, les projecteurs médiatiques se braquent régulièrement sur le problème de la pollution atmosphérique des grandes villes, notamment celle générée par la circulation automobile. Ainsi, l'alerte est donnée par des bulletins de mise en garde à la population dès qu'apparaissent des pics de pollution, mais cela n'empêche pas les enfants de continuer à tousser, les asthmatiques de voir leurs symptômes s'aggraver, les nourrissons de faire des bronchiolites inconnues jusque-là et de nouvelles allergies de se faire jour. Devons-nous pour autant attribuer tous ces ennuis de santé à la seule pollution dans nos rues ? Rien n'est moins sûr. Il y a en effet une autre pollution de l'air, aussi sournoise que méconnue, celle de l'air que nous respirons à la maison, à l'école, au bureau ou dans les différents édifices publics où nous passons plus de 90 % de notre temps.

Aussi douillette soit-elle, votre maison peut en effet devenir un véritable piège pour vous et une menace pour votre santé. Non seulement l'air de nos maisons est pollué, mais il l'est souvent davantage que celui de la rue. Les analyses de l'air intérieur, de plus en plus nombreuses, le confirment.

Comment expliquer cette situation paradoxale ? À la suite de la première crise pétrolière des années 1970, la chasse au « gaspi » est devenue une priorité dans la construction. Aussi l'isolation a-t-elle été sérieusement renforcée et, malgré l'apparition de systèmes de ventilation mécanique de plus en plus sophistiqués, les taux de renouvellement de l'air n'ont cessé de diminuer. Cette diminution de l'aération, que la ventilation soit naturelle ou mécanique, s'est accompagnée d'une utilisation croissante de nouveaux matériaux de construction faisant largement appel à des produits chimiques de synthèse qui polluent l'air intérieur. À cela s'est ajouté l'habitude de chauffer de plus en plus les locaux habités, ce qui est favorable à la fois à la volatilisation des constituants chimiques présents dans les matériaux et à la multiplication des agents biologiques indésirables tels que les acariens, les moisissures et les bactéries. Les conséquences pour la santé n'ont pas tardé à apparaître : malaises généraux, irritations, allergies, et émergence de nouvelles pathologies telles que le syndrome des bâtiments malsains et la sensibilisation chimique multiple.

Les risques liés à la pollution de l'air intérieur sont aujourd'hui largement reconnus dans de nombreux pays, notamment dans les pays anglo-saxons et dans ceux de l'Europe du Nord, et l'on sait que le problème de la qualité de l'air intérieur doit être pris très au sérieux et touche tous les pays développés.

En France, cependant, en dehors des locaux industriels dans lesquels des sources spécifiques de polluants existent, on ne s'est guère préoccupé, jusqu'à une époque récente, de la pollution de l'air intérieur.

Pourtant, le phénomène n'est pas nouveau ! Ainsi, voilà plus de dix ans que je tente de faire comprendre à tous ceux qui devraient se sentir concernés que mon épouse et moi-même sommes les victimes d'un mal nouveau qui n'a pas encore de nom véritable. Oui, notre maison neuve, ce rêve enfin réalisé, nous a rendus malades, à cause à la fois d'une ventilation défectueuse et des substances chimiques libérées par les matériaux de construction. Nous avons en effet acquis une sensibilisation aux produits chimiques, plus particulièrement au formaldéhyde et aux solvants, qui se traduit par une forme d'allergie et nous rend la vie quotidienne des plus difficiles.

Dix années de recherches intensives, pour cause de procédure judiciaire, m'ont permis de découvrir et d'approfondir ce problème nouveau qu'est celui de la pollution de l'air dans nos maisons, véritable problème de santé publique. Les nombreux messages reçus de ceux qui visitent mon site Internet[1] sur la pollution de l'air intérieur me permettent en effet de penser que beaucoup d'autres personnes sont touchées. Toutes présentent les mêmes troubles et éprouvent les mêmes difficultés, aux-

1. htpp ://perso.wanadoo.fr/la.maison.empoisonnée/

quelles s'ajoute le plus souvent l'incompréhension de l'entourage et des médecins consultés. Nous espérons que les informations données dans ce livre leur permettront de mieux comprendre ce qui leur arrive. Quant aux lecteurs qui s'apprêtent à construire, à rénover ou simplement à repeindre leur logement, elles leur éviteront sans doute d'hypothéquer leur santé.

GEORGES MÉAR

1 *Sommes-nous* MALADES *de nos* MAISONS ?

- *Un air de moins en moins respirable.*
- *Des témoignages concordants.*

UN AIR DE MOINS EN MOINS RESPIRABLE

On oublie facilement que l'air est notre premier «aliment», le seul dont nous ne puissions pas nous passer plus de quelques minutes. Et aussi celui dont nous consommons, et de loin, les plus grandes quantités, non seulement en volume, mais aussi en poids : un adulte en absorbe, et en rejette, quotidiennement entre 12 000 et 15 000 litres, soit entre 15 et 18 kg, et bien davantage en cas d'effort physique intense.

Et si chacun sait que la pollution de l'air extérieur, notamment dans les grandes villes, constitue un risque important pour notre santé, ce n'est que récemment que l'on a découvert – contrairement à toute attente – que l'air que nous respirons dans nos maisons ou sur notre lieu de travail n'est pas meilleur, et est même souvent encore plus pollué. Les analyses d'air effectuées avec la collaboration de l'UFC-Que Choisir dans un millier de logements ont récemment confirmé la réalité de cette pollution.

De son côté, le tout nouvel Observatoire de la qualité de l'air intérieur vient d'entreprendre, sous l'égide du Centre scientifique et technique du bâtiment (CSTB), une première campagne de mesures dans des logements et des écoles. Les premiers résultats, portant sur 90 logements, confirment à la fois la généralité de la pollution, et le fait que pour tous les polluants mesurés, les teneurs sont beaucoup plus élevées dans les logements qu'à l'extérieur. Si cela ne saurait surprendre pour les moisissures ou le formaldéhyde, polluants typiques de l'air intérieur, c'est plus inattendu pour le benzène, polluant caractéristique de la circulation automobile.

Pour le formaldéhyde, les teneurs moyennes sont 8 à 9 fois plus élevées dans les logements que dehors ; pour le toluène, elles sont près de 4 fois plus élevées à l'intérieur, et pour le benzène 1,6 à 1,8 fois plus élevées. Les teneurs mesurées, extrêmement variables d'un logement à

l'autre, dépassent parfois les valeurs maximales recommandées par l'OMS*.
Il ressort également de la campagne d'analyses effectuées en Allemagne par l'IFID (Institute For Indoor Diagnostic) du Dr Lorenz à Düsseldorf et qui a porté sur 500 cas, que la pollution de l'air des logements est généralisée, et qu'il existe bien un lien entre les polluants mesurés et les symptômes mentionnés par les habitants, qui sont bien ceux cités par la littérature scientifique à ce sujet.
Enfin, une étude réalisée par Greenpeace, en 2002 en Grande-Bretagne et en 2003 en France, révèle la présence dans l'environnement intérieur de polluants chimiques jusque-là ignorés, et dont beaucoup sont des perturbateurs hormonaux : phtalates, retardateurs de flamme, composé organoétain, paraffines chlorées, alkylphénols (voir page 167).
Les niveaux de pollution atteignent des sommets dans les jours, voire les semaines ou les mois qui suivent certains travaux dans une maison : traitement du bois, peintures, isolation avec certains matériaux : la revue *Indoor Environment*, signale des teneurs de l'air en formaldéhyde, après la mise en place d'une isolation à base de mousse urée-formol, de 30 mg/m^3 d'air, soit environ 400 fois le maximum conseillé par l'OMS !
Nous n'avons évoqué jusqu'ici que quelques polluants parmi les plus connus, mais l'air de chacune de nos maisons en renferme des dizaines d'autres. Toutes sources confondues, plusieurs centaines de polluants ont été mises en évidence dans l'air intérieur. On ignore tout de l'effet sur l'organisme humain de ce « cocktail » chimique, et peu de chose de la manière dont des substances réagissent entre elles avant même que nous les inhalions. Mais on sait que l'ozone, provenant en majeure partie de l'air extérieur, peut se combiner avec certains solvants pour former de nouveaux composés, notamment su formaldéhyde. Curieusement, les premiers à s'intéresser, dans les années 80, aux réactions chimiques entre les différents polluants de l'air intérieur ont été les conservateurs de musées, certains constituants acides formés pouvant endommager les œuvres d'art. Mais il est vrai qu'un Rembrandt a beaucoup plus de valeur qu'une vie humaine !

*** La signification des sigles et abréviations suivis d'un astérisque est donnée page 185.**

DES TÉMOIGNAGES CONCORDANTS

Dix ans de difficultés, de recherches et de procédure

Nous avons fait construire à Brest une maison des plus modernes avec des matériaux on ne peut plus classiques, faisant la part belle aux bois collés, agglomérés et contreplaqués. Notre architecte a fait preuve d'une étonnante ignorance quant aux règles les plus élémentaires de la construction individuelle, notamment en matière de ventilation. Le résultat, c'est que ce qui aurait dû être pour nous une joie immense – celle d'emménager dans notre maison tant attendue – s'est très vite transformé en un véritable cauchemar.

Que s'est-il donc passé ce 1er novembre 1989, date à laquelle nous avons emménagé dans notre maison neuve à Brest ? Celle-ci sentait fort le « neuf ». Rien de plus normal. Mais les premiers symptômes d'inconfort sont vite apparus : nez bouché au réveil, irritation des yeux et du nez, maux de tête, etc. Nous avions l'impression de ne pas respirer librement. Les plaintes de mon épouse sont devenues de plus en plus insistantes et ne pouvaient s'expliquer que par les nombreuses heures qu'elle passait dans la maison, pratiquement 24 heures sur 24.

Les rhinites matinales se sont multipliées, la qualité de notre sommeil s'est altérée et une fatigue chronique s'est installée avec son cortège d'ennuis : saignements de nez pour mon épouse accompagnés de difficultés de concentration et de maux de tête ; oppression thoracique, difficultés respiratoires et des signes d'asthme des plus inquiétants pour moi. Ne trouvant pas dans nos activités extérieures d'explication à nos ennuis de santé, et leur apparition ayant coïncidé avec notre emménagement, j'ai fini par mettre en cause notre maison. D'autant que mes ennuis disparaissaient dès que je m'absentais, les problèmes sérieux n'étant apparus que plus tard.

Il devenait de plus en plus évident que notre maison nous rendait malades, mais il restait à en déterminer la cause. Il nous aura fallu plus de dix-huit mois pour la trouver, car nous ne savions pas, comme beaucoup sans doute, que nos matériaux de construction pouvaient émettre des substances toxiques et donc polluer l'air que nous respirions. Comme nous avions la désagréable impression de manquer d'air dans cette maison, je me suis tout d'abord intéressé à la ventilation. Comme dans tout logement moderne, le renouvellement de l'air est assuré, ou plutôt devait être assuré, par un système de ventilation mécanique (VMC*). Quelle ne fut pas ma surprise de constater que l'architecte n'avait prévu aucune entrée d'« air neuf » dans les fenêtres des chambres et du séjour !

Les premières expertises techniques effectuées à ma demande par un organisme agréé, l'APAVE de l'Ouest, ont très rapidement confirmé ces erreurs et un manque très net de ventilation, notre installation ayant été mal conçue et mal installée. Elle a de ce fait tout simplement contribué à aggraver la pollution dans la maison au lieu de la réduire ! Mais cette insuffisance de ventilation ne pouvait expliquer à elle seule nos ennuis. À force de fouiller dans différentes librairies spécialisées, j'ai fini par découvrir que certaines substances chimiques émises par les bois traités et les bois collés pouvaient présenter un danger réel pour la santé des occupants d'une maison. J'ai également appris qu'en Allemagne, de nombreuses personnes avaient été intoxiquées par un produit de traitement des bois, le fameux pentachlorophénol ou PCP, un fongicide maintenant interdit dans de nombreux pays, mais pas encore totalement en France. Aux États-Unis et au Canada, des associations de consommateurs ont soulevé le problème des intoxications par le formaldéhyde dégagé par les panneaux d'agglomérés et les mousses isolantes urée-formol largement utilisées à l'époque dans l'isolation des caravanes et des mobil-homes.

Je me suis alors demandé s'il n'y avait pas un lien entre ces polluants et nos problèmes de santé. Nous avions dans notre maison des quantités relativement importantes de bois traités et de bois agglomérés. Renseignements pris, les bois avaient été traités par le produit le plus nocif du moment, composé de lindane et de pentachlorophénol, deux pesticides dilués dans un solvant également nocif, le toluène.

Des analyses, réalisées non sans difficulté, ont mis en évidence la présence dans l'atmosphère de notre maison d'un cocktail chimique des plus inquiétants puisque composé de lindane, de pentachlorophénol, de toluène et de formaldéhyde.

Pour des raisons de coût, seules ces quelques substances ont été recherchées. Mais il est fort probable que bien d'autres composés organiques volatils (COV) auraient été décelés si l'on en avait fait la recherche, l'étanchéité entre le garage et la maison laissant à désirer. À ces différentes substances chimiques, il faut ajouter les particules de la laine de roche que l'architecte a fait poser en vrac sur les faux plafonds de nos chambres et qui, par les ouvertures des spots d'éclairage, était en communication directe avec l'air que nous respirions.
Les multiples investigations entreprises me permettaient enfin de trouver une explication à nos ennuis de santé, qui provenaient bel et bien de ces substances émises par les matériaux de construction, notamment le formaldéhyde, comme le confirmera plus tard l'expertise médicale. En somme, nous avons été soumis à une sorte de « soupe chimique » dès notre entrée dans la maison et ce, à des concentrations beaucoup trop élevées les premiers mois, voire les premières années.
La diffusion des substances chimiques émises par les matériaux diminue en effet avec le temps, mais il faut des mois, et souvent des années, avant de les voir disparaître. À titre d'exemple, les dosages de formaldéhyde pratiqués dans notre maison plus de trois ans et demi après notre emménagement ont conclu à une teneur de 199 µg/m^3 (microgrammes par mètre cube d'air), bien supérieure à celle recommandée par l'OMS*, qui est de 100 µg/m^3 pendant 30 minutes, et de 10 µg/m^3 pour les personnes sensibilisées. Onze ans après, l'air de notre maison contenait encore 50 µg/m^3 de ce polluant.
Dès que nous avons pris conscience du danger que ces substances chimiques présentaient pour notre santé, nous avons cherché à déménager. Mais nous nous sommes aperçus très vite que nous avions acquis sans le savoir une sensibilisation à ces toxiques telle que toute maison ordinaire devenait inhabitable pour nous. Du fait de cette sensibilisation, nous ne supportions plus la plupart des matériaux en bois collés, les peintures, les papiers peints et les colles, tous matériaux courants qui ne nous posaient aucun problème auparavant. Inutile de préciser que cette terrible constatation, ainsi que nos nombreuses tentatives de déménagement, ont porté un coup sérieux à notre moral.
Compte tenu de l'ampleur des malfaçons et des conséquences qu'elles ont eues sur notre santé, nous avons engagé dès 1991 une action en justice. Cette dernière a suivi son cours... pendant neuf ans, pour se

terminer par un arrêt en notre défaveur rendu par la cour d'appel, arrêt qui devrait être qualifié d'« arrêt d'injustice » tant les motivations avancées par les juges sont iniques. Mais laissons là toute polémique, et revenons à l'essentiel.

Trop d'erreurs techniques, associées à une utilisation massive de matériaux émettant des substances chimiques dangereuses, auront contribué à ce qui est devenu pour nous un véritable désastre. Désastre en raison des difficultés que nous rencontrons quotidiennement, mon épouse et moi-même, depuis que nous avons été sensibilisés aux produits chimiques dans notre maison neuve, car nous ne pouvons plus vivre comme tout le monde. Ce qui, dans un premier temps, n'a suscité qu'incompréhension de la part de notre entourage et plus encore, à quelques exceptions près, du corps médical. La recherche d'une explication à nos ennuis de santé nous a conduits à consulter de nombreux spécialistes dans différents domaines, que ce soit en allergologie, en toxicologie, en oto-rhino-laryngologie ou en médecine générale. Tous ou presque ont fait preuve d'une incompréhension surprenante.

Ainsi ce dermatologue, « expert » de son état, désigné par le tribunal pour déterminer s'il y avait une relation de cause à effet entre nos troubles de santé et la pollution dans notre maison. Pour lui, c'était psychosomatique. Nous venions pourtant de renoncer à un séjour de quinze jours de vacances au Maroc, mon épouse ayant eu un blocage respiratoire dès le lendemain de notre arrivée dans notre bungalow, qui venait d'être repeint.

Que dire aussi de cet oto-rhino-laryngologiste pour qui les saignements des muqueuses nasales de mon épouse, qui ont nécessité leur cautérisation, ne pouvaient en aucun cas être dus au formaldéhyde, que l'on sait pourtant très irritant et dont les concentrations dans notre maison avaient largement dépassé les normes fixées par l'OMS ?

Avez-vous entendu parler de ces canaris qui, plus sensibles que les humains aux gaz asphyxiants, accompagnaient les mineurs au fond de la mine pour les alerter des dangers encourus ? Ne sommes-nous pas devenus bien malgré nous les canaris de notre environnement moderne, et ne devrait-on pas nous écouter un peu plus ?

Canaris ou non, notre vie n'est pas et ne sera sans doute plus jamais celle de « monsieur tout le monde » car, à ma connaissance, il n'existe pas d'autre remède à notre « maladie environnementale » que de nous soustraire totalement à toutes les substances polluantes qui nous entourent. Malheureusement, elles sont partout et il ne se passe pas un jour sans qu'elles se chargent de nous le rappeler. Ainsi, la dernière fois que nous sommes allés au cinéma, nous en étions à peine au générique que nous avons dû quitter la salle. Elle venait d'être rénovée et les odeurs de peinture étaient telles que le reste de notre journée a été gâché par des maux de tête.

Tout récemment, j'ai proposé à mon épouse de remplacer son véhicule quelque peu dépassé par un modèle plus récent. Mais c'était oublier qu'elle ne peut plus monter dans une voiture neuve, car les « odeurs de neuf » la poursuivent et font plus que l'incommoder. Les revêtements en plastique et les tissus des sièges émettent en effet de nombreux COV*.

Choisir une location de vacances est aussi devenu un casse-tête, car nous ne pouvons jamais savoir si notre futur lieu de villégiature sera compatible avec notre sensibilité aux produits chimiques. Même l'utilisation de notre cheminée nous est maintenant interdite : nous ne supportons plus la fumée dégagée par un simple feu de bois.

À lire ces quelques anecdotes, le lecteur sera peut-être tenté de penser que nous sommes devenus complètement « paranos ». Hélas non, car si tel avait été le cas, nous aurions au moins pu nous soigner ! Je crois tout simplement que notre organisme a développé une sensibilité telle qu'il se met en alerte pour des doses très faibles de substances toxiques rencontrées. Il n'empêche : si ma profession de commandant de bord de Boeing 747 ne m'avait pas permis de bénéficier d'un minimum de crédibilité, mon épouse et moi aurions sans doute été définitivement classés parmi les malades mentaux !

GEORGES MÉAR

Empoisonnée par les produits de traitement du bois

Au début des années 80, j'ai commencé à constater sur moi des choses bizarres : je dormais de plus en plus mal, lorsque j'étais face à des personnes que je côtoyais tous les jours, leur nom, que je connaissais parfaitement, n'arrivait pas à sortir de ma bouche, lorsque je pensais un mot, j'en disais un autre, j'éprouvais des difficultés à prononcer les mots de plusieurs syllabes, je m'emportais plus fréquemment et plus violemment qu'auparavant. Ayant toujours eu un mode de vie aussi sain que possible – pas de tabac, pas d'alcool, une alimentation bio, beaucoup de fruit et légumes, peu de viande – et n'ayant pas de conflit particulier dans mon milieu de travail ou dans ma vie privée, je cherchai en vain l'origine de ces troubles. D'autant que, sur le plan physique, les médecins me confirmaient que tout était normal. Je commençai vraiment à m'inquiéter lorsque, en 1985, je fus victime d'une crise brutale de tétanie qui exigea mon transfert à l'hôpital. Épilepsie, tumeur au cerveau ? En dépit de tous les examens, les médecins ne trouvaient rien. Finalement, ils me prescrivirent des médicaments à prendre à vie, faute de quoi, disaient-ils, les crises, qu'ils pensaient être d'épilepsie, se reproduiraient. Au bout de 2 jours, j'ai arrêté de prendre les médicaments, et je n'ai jamais eu d'autres crises… La cause devait donc être ailleurs. Sensibilisée aux problèmes de pollution, notamment par le mercure des amalgames dentaires, j'avais depuis longtemps fait enlever de ma bouche tous les amalgames, qui auraient pu être la cause de mes problèmes. Je me décidai quand même à aller consulter en Allemagne, un des meilleurs dentistes ayant une approche holistique. À ma grande surprise, avant même de regarder mes dents, il me fit remplir un long questionnaire sur mes antécédents en matière de santé et sur mon mode de vie. Une question, parmi d'autres, m'intrigua : elle portait sur les éventuels traitements de protection du bois effectués chez moi. Je répondis que j'avais effectivement, quelques années auparavant, traité au xylophène la charpente et toutes les poutres de ma maison, et que je dormais dans les combles, que j'avais transformés en chambre à coucher. Mais pourquoi cette question, lui demandai-je ? Parce que, me dit-il, le bois est habituellement traité avec des produits très toxiques et très durables, le PCP et le lindane, qui pourraient être à l'origine de mes symptômes. De retour chez moi, je m'empressai de faire analyser la poussière de mon grenier aménagé, et par la même occasion les plantes à infusion que j'y avais fait sécher. Le résultat me stupéfia. Alors que le traitement avait été effectué 17 ans auparavant, la poussière (celle accumulée dans les huit jours qui avaient précédé l'analyse, conformément au protocole d'échantillonnage du laboratoire) contenait 59,2 mg/kg de PCP et 15,7 mg/kg de lindane, niveau de pollution considéré comme très élevé par les spécialistes. Mais le pire, c'était ma « bonne » tisane bio, préparée avec les plantes de mon jardin : elle contenait 230 fois plus de PCP et 10 fois plus de lindane que le maximum toléré en Allemagne pour l'eau ! Et comme si cela ne suffisait pas, il y avait aussi, dans ma tisane, de la dioxine, présente dans le PCP comme impureté. Je n'ose pas imaginer ce que j'avalais et respirais dans les premières années qui ont suivi le traitement de ma charpente. Cherchant à en savoir plus, je ne tardai pas à découvrir que de nombreux cas analogues avaient été constatés en Allemagne, et qu'une « Association des victimes des produits du traitement du bois » y avait été créée en 1983. Son action, largement médiatisée, a fortement contribué à l'interdiction en Allemagne, en 1989, du PCP et du lindane pour le traitement du bois. En France, par contre, ces produits sont toujours autorisés – en quantités certes limitées – pour les usages professionnels !

Que faire pour améliorer mon état ? J'ai commencé par quitter mon beau grenier empoisonné pour aller dormir dans une pièce ayant moins de bois traité. J'ai consulté, en Allemagne, plusieurs médecins spécialisés dans ces questions, j'ai fait de longs jeûnes – jusqu'à un mois – en vue d'éliminer les tissus adipeux, dans lesquels ces produits se concentrent. Mais je savais – les spécialistes m'en avaient averti – qu'il n'existait aucun moyen d'éliminer les substances toxiques stockées dans les lipides du cerveau. Les années ont passé. Les mesures prises, mon mode de vie sain, le fait d'habiter maintenant dans une maison écologique, tout cela a beaucoup amélioré mon état. Mais des séquelles demeurent, sans doute pour toujours. Mon élocution reste relativement lente, j'ampute certains mots lorsque j'écris, et je ne dors que quelques heures par nuit. Et, comme beaucoup de victimes de ce type de pollution, je suis atteinte de Sensibilité Chimique Multiple (MCS), une pathologie bien connue dans les pays anglo-saxons : je suis devenue hypersensible à de nombreux produits chimiques, depuis les pesticides qu'utilisent mes voisins agriculteurs, jusqu'à l'odeur d'un banal paquet de lessive, que je ne supporte plus.

Karin Mundt

Rénover sa chambre pour tomber malade…

En novembre 1999, âgée de cinquante-trois ans, je refais notre chambre : ponçage du parquet, peinture du plafond, des plinthes, des portes, etc., avec une peinture à l'eau, pose de nouveaux papiers peints, traitement contre les vers d'une vieille armoire et du parquet, vitrification de ce der-

nier. Toutes opérations effectuées par moi-même, fenêtre ouverte. En décembre 1999, soit un mois après les travaux et après avoir largement aéré pendant cette période, mon mari et moi réintégrons notre chambre. Un mal de gorge permanent, comme si j'avais avalé quelque chose de trop gros, apparaît sans tarder.
En avril 2000, avec l'arrivée du printemps, la température se met à augmenter, et séjourner dans ma chambre devient très difficile. Je vais coucher dans une autre pièce où se trouve un canapé-lit acheté environ un an auparavant. Mais je ne peux plus non plus y séjourner, en raison de malaises et de difficultés à respirer. C'est aussi l'époque des pollens, et il semble que je ne puisse plus non plus mettre le nez dehors...
En trois mois, mon état nécessite deux interventions du SAMU et un mois d'hospitalisation, en deux séjours. Pendant cette période, j'ai également de très nombreuses diarrhées qui me semblent liées à différents aliments. Il faut préciser que j'avais jusque-là un terrain allergique qui se manifestait par une conjonctivite au printemps.
En mai 2000, notre fils aîné, âgé à l'époque de vingt-trois ans, revient de la montagne où il séjournait depuis un an. À peine arrivé dans la maison, il développe les mêmes symptômes que moi. Nous devons aussi faire appel au SAMU mais cette fois sans hospitalisation. Lui aussi a un terrain allergique connu depuis l'adolescence. Il avait déjà eu une forte crise après avoir repeint sa chambre quelques années auparavant avec de la peinture à l'eau. Toutefois, il vivait sans prendre d'antihistaminiques, son cas étant bénin.
Les médecins ne nous trouvent pas de réelles allergies avec les tests habituels, mais notre taux d'IgE indique bien quelque chose d'anormal. Comme nous sommes hors normes, on me dirige vers un psychiatre qui ne remarque rien de particulier. On nous conseille néanmoins par la suite, à mon fils et à moi-même, de voir un psychologue car notre histoire est troublante : dans la même maison vivent mon mari et trois autres enfants – dont l'un n'est là que le week-end –, mais eux ne développent aucun symptôme.
Au final, notre vie est profondément modifiée. Comme nous l'ont expliqué des médecins allergologues, certains produits chimiques vont « exploser » le terrain allergique et on ne sait plus trop si nos réactions sont toxiques ou allergiques. Avec le temps, certains troubles se sont atténués, mais d'autres sont toujours aussi violents. Je précise que mon

fils et moi vivons chacun avec la prise quotidienne d'un antihistaminique et une trousse de secours ! Nos symptômes vont de la difficulté à respirer aux plaques d'urticaire, à la diarrhée, aux brûlures d'estomac après l'ingestion de certains aliments, et aux difficultés respiratoires quand certaines usines de la région lyonnaise dégazent. Il nous arrive aussi d'avoir des picotements dans les mains, les pieds ou les jambes ou encore des moments de fatigue intense. Heureusement, il y a des périodes de répit… et nous avons appris à modifier notre façon de vivre.
Nous savons aujourd'hui que nous sommes atteints de MCS ou sensibilisation chimique multiple. Ainsi, nous ne pouvons plus utiliser la quasitotalité des shampoings, gels douche, déodorants, dentifrices. Nous réagissons également à bien des lessives, des produits de nettoyage pour sol, des désodorisants, des assouplissants textiles, des produits de vaisselle. Il en va de même pour les parfums. Non seulement nous ne pouvons plus les utiliser, mais approcher une personne parfumée, un sol fraîchement nettoyé ou des habits lavés avec un produit parfumé peut engendrer une réaction !
Côté professionnel, la proximité d'une photocopieuse, de revues, de papier glacé ou d'un ordinateur qui « chauffe » depuis trop longtemps est également source d'ennuis.
Côté alimentaire, nous ne pouvons plus manger de volailles et d'œufs, de lait ou de produits laitiers, de blé, de seigle et produits dérivés. Quant aux légumes c'est très variable : certains passent, d'autres non. Nous essayons quelquefois de réintroduire des aliments anciens avec ou sans succès… Si cela déclenche une diarrhée ou une urticaire dans les heures qui suivent, inutile d'insister pour quelque temps encore. En matière d'alimentation, nous ignorons si nous réagissons au produit lui-même ou aux résidus de pesticides qui s'y trouvent, aux produits chimiques absorbés par les poissons gras, aux dioxines transmises par le lait, etc.
Si notre vie sociale est perturbée, la vie familiale ne l'est pas moins : transports en commun, fêtes familiales, soirées au cinéma ou au restaurant, tout cela peut être risqué !

CATHERINE L. (*Association SOS-MCS*)

2 *Des centaines de* POLLUANTS *venus de* PARTOUT

- *Les matériaux de construction au banc des accusés.*
- *Mobilier et décoration, l'envers du décor.*
- *Des habitudes aux conséquences fâcheuses.*
- *Des maisons très appréciées de nos ennemis invisibles.*
- *L'ennemi vient aussi de l'extérieur.*
- *Les sources de pollution de la cave au grenier.*

LES MATÉRIAUX DE CONSTRUCTION AU BANC DES ACCUSÉS

Les matériaux de construction jouent un rôle significatif, voire essentiel, dans la pollution de l'air intérieur. Principaux responsables: des centaines de composés organiques volatils (COV) émis par ces matériaux. Cependant, à l'exception du formaldéhyde, de loin le plus abondant dans la plupart des cas, peu de dosages ont été effectués à ce jour en vue de déterminer la nature exacte des COV les plus fréquemment rencontrés dans l'air intérieur. À l'avenir, les matériaux de construction devront être moins polluants. Le CSTB* et le CTBA* participent actuellement aux programmes européens sur la caractérisation des matériaux de construction en matière de toxicité.

Le bois: pesticides, formaldéhyde et autres poisons

On ne peut a priori trouver matériau plus écologique que le bois. Hélas, la plupart des bois utilisés dans la construction sont soit reconstitués, soit traités contre les insectes xylophages et les champignons. Dans les deux cas, ils libèrent pendant des années les substances chimiques contenues dans les colles et les produits de traitement.

Les bois agglomérés, contreplaqués et lamellés-collés

Dans la fabrication de ces matériaux entrent des résines et des colles qui font largement appel au formaldéhyde. Elles sont essentiellement de trois types : urée-formol, phénol-formol et résorcine-formol. Les colles urée-formol sont surtout présentes dans les panneaux utilisés en intérieur : panneaux décoratifs, meubles de cuisine, étagères, aménagements de salle de bains.Elles émettent beaucoup plus de formaldéhyde que les colles phénol-formol, que l'on retrouve essentiellement dans les panneaux utilisés en extérieur. Les lamellés-collés font appel à des colles résorcine-formol qui dégagent moins de formaldéhyde que les précédentes. Les panneaux de particules qu'on utilise dans la fabrication de meubles de cuisine ou de salle de bains sont généralement revêtus, stratifiés ou mélaminés et libèrent de ce fait moins de formaldéhyde que les panneaux nus. Mais il est important qu'ils soient stratifiés sur toutes les faces, arêtes comprises. Les pièces qui sont concernées, notamment la salle de bains, étant des endroits où règne généralement un fort taux d'humidité, les dégagements de formaldéhyde y sont particulièrement importants.

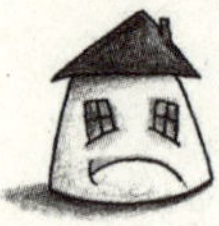

GARE aux panneaux de particules: ce sont les principales sources de formaldéhyde, le polluant n°1 de l'air intérieur

Les colles utilisées pour les stratifiés et les mélaminés peuvent également émettre momentanément des solvants : toluène, xylène, acétone, etc. Certains panneaux de particules, notamment ceux utilisés en extérieur, contiennent en plus des substances fongicides.

En Allemagne, les panneaux de particules sont classés en trois catégories – E1, E2 et E3 – suivant leur utilisation et leur émission de formaldéhyde. Seuls les panneaux de classe E1 sont autorisés en usage intérieur, car ils respectent la réglementation en vertu de laquelle le formaldéhyde émis ne doit pas entraîner dans la pièce une concentration en formaldéhyde supérieure à 120 µg/m^{3}. Pour être utilisables en intérieur, les panneaux de type E2 et E3 doivent être stratifiés ou recouverts d'un vernis étanche limitant leur émission de formaldéhyde.

En France, les panneaux de particules sont classés en C1, C2, C3, le C1 étant équivalent au E1 allemand. Mais ce classement n'a aucun caractère réglementaire.

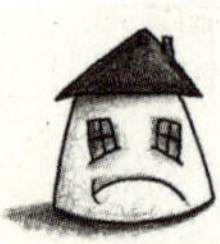

GARE aux produits de traitement du bois: ils peuvent diffuser dans l'air pendant des mois, et même des années pour le PCP et le lindane

Les bois de charpente et les autres bois traités

La plupart des bois de charpente sont traités. Les produits utilisés contiennent des insecticides, des fongicides et des solvants. Les produits de traitements du bois peuvent constituer à eux seule une source de pollution majeure, notamment dans les pièces situées sous les combles (voir page 95).

De nombreuses personnes ont été intoxiquées par le pentachlorophénol (PCP), qui fut longtemps le produit le plus utilisé.

Les isolants, sources de fibres et de produits chimiques

Une maison moderne ne se conçoit pas sans une bonne isolation. Si celle-ci présente des avantages évidents – confort et économie d'énergie –, elle peut cependant altérer la qualité de l'air ambiant.

La laine de verre et la laine de roche

De loin les plus utilisés en isolation, ces produits sont constitués de fibres suspectées d'être cancérogènes, notamment celles dont la longueur est supérieure à 10 microns et la largeur inférieure à 1 micron, qui sont capables d'atteindre les alvéoles pulmonaires. Plus grandes que les fibres d'amiante, elles sont aussi moins nocives.

Les fibres de la laine de roche, plus petites que celles de la laine de verre, ont un pouvoir de pénétration respiratoire plus important. Celles de la laine de verre de diamètre supérieur à 3,5 microns sont en revanche plus irritantes pour la peau, les yeux et le système respiratoire supérieur.

Liés avec une résine urée-formol ou phénol-formol, les isolants à base de laine de verre ou de laine de roche peuvent émettre du formaldéhyde.

Si les professionnels sont les premiers exposés aux fibres de laine de verre ou de laine de roche lorsqu'ils les manipulent dans les endroits confinés que sont les combles et les greniers, nous le sommes également en tant que bricoleurs si nous ne prenons pas de précautions particulières en portant un masque, des gants et des lunettes.

Même sans avoir à les manipuler, nous pouvons y être exposés à tout moment. En effet, on voit encore trop souvent ces produits posés en vrac sur les faux plafonds sans qu'aucune précaution d'étanchéité ne soit prise. Ils libèrent alors leurs fibres nocives au gré du moindre courant d'air, ne serait-ce que par les ouvertures des spots d'éclairage implantés dans les plafonds.

Les mousses urée-formol

Parce qu'elles libéraient du formaldéhyde en trop grande quantité, les mousses urée-formol utilisées pour l'isolation par injection dans les murs et les cloisons, notamment dans les années 1960 et 1970, ont été à l'origine de problèmes très sérieux.

Elles sont interdites dans de nombreux pays, et leur utilisation est maintenant réglementée en France.

Le polystyrène

Obtenu par polymérisation du styrène, cet isolant se présente sous forme de panneaux de deux types : extrudés et expansés. Les premiers sont constitués de polystyrène, de solvants et de gaz sous pression ou agents gonflants. Ils libèrent lentement divers COV* : styrène, chlorure d'éthyle, acétate de vinyle et isocyanates, qui sont des sensibilisants du système respiratoire particulièrement redoutables. Les seconds, constitués d'un mélange de polystyrène et de pentane, ont une perméabilité à l'humidité plus élevée, ce qui facilite leur désagrégation au fil du temps et l'émission de poussières susceptibles d'être inhalées. Le polystyrène extrudé, qui a une structure à pores fermés, est plus résistant à la vapeur d'eau et à la compression que la forme expansée, et peut être utilisé en milieu humide.
Le polystyrène se dégrade sous l'action des rayons ultraviolets (UV), libérant ainsi des substances toxiques. Dégageant des gaz très toxiques en cas d'incendie (styrène, benzène, etc.), il doit impérativement être séparé des pièces habitables par une cloison étanche ou un pare-feu.

La mousse de polyuréthane

Obtenue en mélangeant du polyol avec un isocyanate et un agent gonflant, la mousse de polyuréthane libère des isocyanates au moment de sa mise en œuvre. En cas d'incendie, elle dégage, outre du monoxyde de carbone et des isocyanates, de l'acide cyanhydrique, un gaz particulièrement toxique.

L'amiante

Enfin interdit, l'amiante est encore présent dans de nombreux bâtiments. Son élimination ne peut être faite que par des professionnels.

La laine de cellulose

Vendue en vrac, la laine de cellulose est constituée de fibres cellulosiques recyclées à partir de papier, dont 95% de papier journal. Ce produit serait parfaitement écologique sans l'adjonction d'agents de texture et d'agents ignifugeants : acide borique, sels de bore, sels de sodium, etc., qui le rendent plus résistant aux moisissures, aux insectes et aux rongeurs, mais libèrent des petites quantités de COV. Ce matériau est par ailleurs poussiéreux et ses fibres, biopersistantes dans les poumons, peuvent présenter quelques risques, notamment d'inflammation pulmonaire. Ces risques sont cependant sans commune mesure avec ceux des laines minérales.

Le liège expansé

Produit à partir de l'écorce du chêne-liège, le liège expansé constitue un bon isolant, imputrescible et incombustible. Il est aggloméré sous pression et à chaud, sa résine naturelle, la subérine, évitant l'apport de colles chimiques souvent toxiques. Il est vendu en plaques ou en vrac. Il faut cependant faire attention aux panneaux composites reconstitués à l'aide de colles et de vernis.

Les risques cachés des matières plastiques

Il existe des milliers de matières plastiques, aux caractéristiques extrêmement variables.
Elles émettent des composés organiques volatils, également variables selon leurs caractéristiques et leur utilisation, notamment sous l'effet d'une élévation de température ou d'une exposition aux UV.

Le PVC

Le PVC est un chlorure de polyvinyle dont le monomère est le chlorure de vinyle, produit à partir d'acétylène et de chlore. Il est utilisé dans la fabrication de très nombreux matériaux : canalisations, tuyaux, fenêtres, ustensiles ménagers, revêtements de sol, revêtements muraux, etc. Cette fabrication nécessite l'emploi d'additifs : agents plastifiants et assouplissants, notamment des phtalates, fortement suspectés d'être des perturbateurs hormonaux.
Des métaux lourds comme le plomb et le cadmium et des composés organiques de l'étain sont également utilisés comme agents stabilisants. Soumis à une élévation de température, le PVC dégage de nombreuses substances toxiques : chlorure de vinyle monomère, formaldéhyde, styrène, toluène, benzène et divers hydrocarbures.
En cas d'incendie, la combustion du PVC est particulièrement dangereuse par son dégagement d'acide chlorhydrique de dioxines et de furanes. Il ne faut donc jamais brûler de PVC dans son jardin et encore

moins dans sa cheminée, mais le destiner à un centre de collecte et de tri. Rappelons qu'il est interdit de brûler des déchets de PVC sur les chantiers, pratique encore trop répandue.
Une attention particulière doit également être portée à certains jouets en PVC, car les différents additifs qu'ils peuvent contenir, notamment les phtalates, présentent un réel danger pour les enfants.

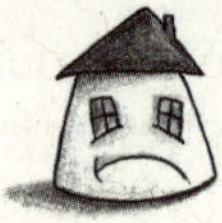

GARE au PVC : il contient des phtalates, qui sont des perturbateurs hormonaux, et sa combustion dégage des dioxines

Les polyuréthanes

Les polyuréthanes, fabriqués à partir d'isocyanates, sont très utilisés de nos jours dans les vernis, les colles et les laques, ainsi que pour la fabrication de fibres artificielles, notamment de mousses. La plupart des coussins, des oreillers et des matelas vendus dans le commerce sont maintenant en mousse de polyuréthane.
Le danger des polyuréthanes vient essentiellement de leurs isocyanates, qui sont de puissants allergisants respiratoires pouvant provoquer de l'asthme. Le toluène diisocyanate est considéré comme un cancérogène humain potentiel par l'IARC* (groupe 2B). Comme celle du PVC, la combustion du polyuréthane libère de nombreuses substances chimiques toxiques : isocyanates, acide cyanhydrique, etc.

Le polyéthylène

Le polyéthylène et le polypropylène présentent nettement moins de risques que les matières plastiques précédentes. Ils doivent donc leur être préférés.

Des colles à ne pas respirer

Très utilisées dans le bâtiment pour l'assemblage de matériaux divers – éléments de menuiserie, carrelages, revêtements muraux, revêtements de sol, etc. – la plupart des colles sont susceptibles d'émettre des COV. Sous forme de résines, elles entrent dans la fabrication des bois agglomérés, contreplaqués et lamellés-collés.

Les colles sont classées en deux catégories principales suivant le solvant utilisé :

- **Les colles en phase solvant**, dites « en solution » lorsque le solvant utilisé pour dissoudre les résines est de type organique ;
- **Les colles en phase aqueuse**, dites « en émulsion » lorsque le solvant utilisé est l'eau.

Dans les deux cas, les colles sont constituées d'une résine de base qui sert de liant principal : polymères vinyliques, polymères acryliques ou le mélange des deux, etc. Elles contiennent également une ou plusieurs résines secondaires (résines phénoliques, colophane, etc.), des pigments, des charges et des adjuvants : agents plastifiants et conservateurs, bactéricides et fongicides tels que le formaldéhyde et le pentachlorophénate de sodium, de l'eau dans le cas des « émulsions », avec un faible pourcentage de solvants organiques. Ces derniers (hydrocarbures, esters, cétones, alcools, etc.) sont présents en plus grande quantité dans les colles en phase solvant.

La nature des résines qui entrent dans la composition des colles dépend de leur utilisation : urée-formol et phénol-formol pour la fabrication de bois agglomérés et de contreplaqués, résorcine-formol pour l'encollage des lamellés-collés. Ce sont les sources les plus importantes de formaldéhyde dans les logements.

En raison de leur grande résistance à l'usure, les résines époxy sont utilisées comme revêtement pelliculaire des sols et des murs. Elles servent également à des collages de matériaux qui nécessitent une grande résistance. Ces résines contiennent des amines et des amides qui sont des sensibilisants cutanés très puissants pouvant être à l'origine de dermites eczématiformes.

Les résines polyuréthanes sont utilisées dans les vernis et les revêtements pelliculaires des sols et des murs, ainsi que pour le collage de revêtements plastiques. Elles contiennent des isocyanates, substances sensibilisantes et cancérogènes. Quant aux résines vinyliques ou acryliques, elles entrent dans la composition des colles vinyliques et acryliques « en émulsion » et « en solution ».

Les colles vinyliques et acryliques en émulsion aqueuse

Peu toxiques si elles ne sont constituées que d'acétate de vinyle, certaines de ces colles contiennent des agents plastifiants tels que les phosphates de triphényle, substances qui peuvent être à l'origine de troubles gastro-intestinaux et de troubles moteurs des membres supérieurs et inférieurs. Les solvants dits de « coalescence », utilisés en faible quantité (moins de 5 %) dans ce type de colles, sont généralement des alcools, peu toxiques en raison de leur faible concentration, à la condition de ne pas contenir d'éthers de glycol tels que l'éthylglycol ou le méthylglycol, dont les effets fœtotoxiques et hématologiques sont connus : malformations congénitales, diminution des globules rouges et des globules blancs.
Ces colles sont utilisées pour coller les papiers peints, les textiles, les revêtements muraux plastifiés à envers papier, les revêtements de sol en textile à support en jute (tapis aiguilletés, moquettes, coco-sisal), en mousse de latex, en PVC ou en polyuréthane, ainsi que les revêtements isolants (dalles de polystyrène expansé, liège), les revêtements de sol en plastique, les parquets mosaïques en bois et les carrelages muraux.

Les colles vinyliques ou acryliques en solution

Ces colles présentent des risques plus élevés que les précédentes en raison des solvants organiques qu'elles contiennent et qui représentent de 60 % à 80 % de leur composition. Leur toxicité est celle de leurs solvants. Elles conviennent pour les mêmes usages que les précédentes mais sont surtout utilisées pour l'encollage de tuyaux de PVC et de divers matériaux en plastique.

Les colles au néoprène

Les colles au néoprène, utilisées pour le collage des stratifiés, des revêtements de sol, des dalles vinyliques, de caoutchouc et de matériaux divers, contiennent de 70 % à 80 % de solvants organiques.
Les dangers qu'elles présentent sont, comme pour les précédentes, ceux de leurs solvants. Les isocyanates utilisés comme durcisseurs dans ces colles peuvent être très toxiques car ce sont des irritants respiratoires violents et des irritants des yeux (conjonctivite).

MOBILIER ET DÉCORATION L'ENVERS DU DÉCOR

Mobilier et décoration ont leur part de responsabilité dans la dégradation de la qualité de l'air dans la maison. Sont surtout en cause les meubles de cuisine et de salle de bains, les étagères et les rayonnages en panneaux de particules, certains meubles anciens rénovés et traités, mais aussi les revêtements de sol, les revêtements muraux, les peintures et tissus d'ameublement.

Revêtements de sol et muraux, des pièges à molécules chimiques

La pollution par les revêtements de sol est variable suivant leur nature. Maximale pour les moquettes synthétiques, elle est très faible pour les carrelages à condition qu'ils ne soient pas traités et qu'aucune colle toxique ne soit utilisée pour leur pose. Les substances polluantes sont émises de deux façons : d'une manière continue s'il s'agit des matériaux eux-mêmes et de la colle utilisée pour leur pose, et d'une manière discontinue lors de leur entretien.

Les moquettes et les tapis

Les moquettes sont de véritables réservoirs de polluants chimiques et de contaminants biologiques : COV, acariens, poils de chat et de chien, moisissures, poussières. Les plus polluantes sont celles qui ont un support en mousse synthétique. Ces supports libèrent en effet des COV : monomères, solvants, agents plastifiants, formaldéhyde, styrène, butène, isocyanates, le plus connu étant le 4-phénylcyclohexane ou 4-PC, issu du styrène butadiène. Ce produit est toxique à de très faibles doses et provoque des maux de tête, une certaine léthargie ainsi qu'une irritation de la peau et des yeux. Qu'elles soient synthétiques ou en laine, les moquettes sont généralement traitées contre le feu, les acariens, les moisissures, les bactéries et les taches ; ce qui constitue une source supplémentaire de COV. La plupart des moquettes en laine sont traitées contre les mites avec des produits qui contiennent du paradichlorobenzène, un cancérogène possible pour l'homme.

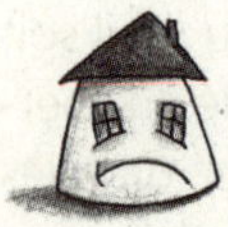

GARE aux moquettes: ce sont des pièges à polluants toxiques que les jeunes enfants sont les premiers à absorber

Les parquets et les planchers

Les parquets et les planchers sont vendus sous différentes formes :

- **En bois massif**, prêts à être cloués sur lambourdes. Leur seul inconvénient est leur épaisseur ;
- **Contrecollés** sur une sous-face en panneaux de particules. Ils émettent du formaldéhyde et des COV;
- **Stratifiés**. Ils contiennent des résines, d'où une émission possible de COV.

Les carrelages

Les carreaux de céramique (terre cuite, grès, faïence) sont des matériaux inertes et très écologiques. Ils sont particulièrement recommandés à condition qu'ils ne subissent pas un traitement de protection qui leur enlève leurs caractéristiques naturelles. Comme les parquets, les carreaux peuvent être collés avec des colles qui émettent des COV, notamment du formaldéhyde. Les carreaux de terre cuite sont généralement traités pour remédier à leur trop grande porosité. Divers produits, plus ou moins naturels, peuvent être utilisés à cet effet.

Les revêtements de sol en plastique

Les revêtements de sol en PVC, utilisés essentiellement dans les salles de bains et dans les cuisines, peuvent libérer du chlorure de vinyle ainsi que des phtalates.

Il y a une trentaine d'années, les revêtements de sol vinyliques pouvaient contenir jusqu'à 5 % d'amiante. L'usure de ce type de revêtements doit être surveillée à cause de la possibilité d'un dégagement de fibres. Le problème se pose également pour certains anciens revêtements muraux en vinyle posé sur carton d'amiante.

Le linoléum

Fabriqué à partir de produits entièrement naturels (liège, jute, bois en poudre, résines naturelles de pin et huile de lin), le linoléum est un revêtement de sol particulièrement sain à condition bien entendu qu'il soit collé avec une colle naturelle. Il est spécialement recommandé aux personnes allergiques. Bactériostatique, il est de plus en plus utilisé dans les hôpitaux. Le véritable linoléum ne doit pas être confondu avec les nombreux revêtements de sol plastique abusivement appelés « lino ».

Les fibres végétales naturelles (jute, sisal, liège)

Les revêtements de sol en fibres naturelles n'émettent aucun produit toxique à la condition que les colles utilisées ne soient pas elles-mêmes sources de COV. Le mieux est de les poser sans les coller.

Les papiers peints

Certains papiers peints, notamment les vinyles lessivables, peuvent émettre de l'acétate de vinyle, du styrène, du chlorure de vinyle, des plastifiants, des monomères à l'état libre, des fongicides et du formaldéhyde, ce dernier étant utilisé pour augmenter la résistance du papier. Certains papiers non plastifiés ont la particularité d'adsorber les COV émis par les autres matériaux et de les réémettre ultérieurement. De nombreuses colles à papier peint contiennent des agents de préservation antifongiques et bactéricides.

Les tissus

Qu'ils soient muraux, utilisés comme rideaux ou pour recouvrir des sièges, les tissus émettent des COV pendant de longs mois lorsqu'ils ne sont pas en fibres naturelles non traitées. Ils contiennent pratiquement tous du formaldéhyde, utilisé pour leur donner de la tenue et les rendre infroissables. Ils sont pour la plupart traités contre les taches, notamment ceux qui recouvrent les canapés et les fauteuils. Comme les papiers peints, ils ont également la particularité d'adsorber les COV émis par les autres matériaux et de les restituer. Certains tissus plastifiés contiennent des polymères de chlorure de vinyle et peuvent libérer des monomères à l'état libre. C'est le cas de la plupart des sièges de voitures neuves dont l'odeur caractéristique nous est familière.

Peinture : des odeurs qui ne présagent rien de bon

Plus que tout autre matériau, les peintures peuvent contribuer à la pollution de l'air intérieur, notamment au moment de leur application.
Elles sont composées essentiellement d'un liant ou résine, vinylique, acrylique ou cellulosique, d'un solvant, organique ou aqueux, de pigments, de charges et de divers additifs : agents dispersants, conservateurs, plastifiants, agents anti-UV. Elles sont susceptibles d'émettre de nombreux COV pendant des heures, voire pendant des mois et parfois des années après leur application.
Il existe deux catégories principales de peintures : celles en phase solvant, plus communément appelées peintures à l'huile ou glycérophtaliques qui contiennent toutes des solvants organiques, et celles en phase aqueuse, ou peintures à l'eau, constituées principalement d'un mélange d'eau et de solvants (80 % d'eau au minimum).

Les peintures à l'eau

Très utilisées en décoration, les peintures à l'eau présentent de nombreux avantages, notamment leur facilité d'emploi et de dilution, leur rapidité de séchage et un nettoyage aisé du matériel après emploi. Si, dans l'esprit du public, elles ne présentent aucun danger puisque sans odeur, elles ne sont cependant pas totalement dénuées de risques toxiques. Leur toxicité à long terme peut même être plus élevée que celle des peintures glycérophtaliques.
Utilisées aussi bien pour l'intérieur que pour l'extérieur, elles contiennent en effet des éthers de glycol, substances qui ont la particularité de s'évaporer très lentement après leur application. Certains de ces éthers de glycol sont particulièrement dangereux pour la femme enceinte. Plus sensibles aux moisissures et moins résistantes que les peintures à l'huile, les peintures à l'eau peuvent contenir des fongicides. Elles peuvent émettre du formaldéhyde et diverses matières actives contenues dans les fongicides utilisés.

On distingue deux catégories de peintures à l'eau :

- **Les peintures hydrosolubles dites « en solution »** : elles renferment un liant soluble et leur fabrication nécessite l'utilisation de cosolvants tels que des alcools et des éthers de glycol ;

- Les peintures hydrodiluables dites « en émulsion » ou « en dispersion » : leurs liants sont insolubles et elles font appel à des agents de coalescence.

Les peintures en phase solvant (peintures à l'huile ou glycérophtaliques)

Les résines de ces peintures sont identiques à celles des précédentes : acryliques, vinyliques, époxydiques ou naturelles. Ces peintures diffèrent essentiellement des précédentes par la nature de leurs solvants, qui sont de type organique. Elles contiennent des hydrocarbures aliphatiques ou aromatiques, des alcools, des cétones et des esters (voir page 131). Les peintures à séchage rapide contiennent généralement du toluène, du xylène, de l'éthylbenzène et du benzène en faible quantité (inférieure à 1 %). Elles sont susceptibles d'émettre de l'acétone, du butanol, de l'éthanol, de l'acétate d'éthyle et de butyle.

Les liants et les pigments

Les liants sont des résines servant à assurer le lien entre tous les composants de la peinture ainsi que son adhérence sur son support. Ils sont globalement peu toxiques avec toutefois une réserve pour les époxydiques, qui peuvent être à l'origine de dermites et d'eczémas. Certains pigments utilisés dans le passé pour donner son opacité et sa couleur à la peinture sont particulièrement toxiques, notamment le plomb, à l'origine du saturnisme, qui touche encore de nombreux enfants résidant dans des appartements vétustes aux peintures très anciennes.

Les solvants

Les risques toxicologiques présentés par les peintures à l'huile viennent essentiellement de la nature des solvants utilisés. Par contact avec la peau, ils peuvent être à l'origine de dermatoses irritatives ou de type allergique. Inhalés, ils peuvent provoquer une action narcotique, des vertiges, des troubles digestifs : nausées, perte d'appétit. Les solvants contenant du benzène peuvent être à l'origine de leucémies.

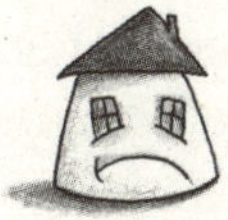

GARE aux peintures : les solvants qu'elles contiennent contribuent à polluer l'air de la maison

DES HABITUDES AUX CONSÉQUENCES FÂCHEUSES

Par notre respiration et notre métabolisme, nous contribuons à la pollution de l'air intérieur en dégageant du gaz carbonique et de la vapeur d'eau, auxquels viennent s'ajouter les odeurs corporelles et différentes productions épidermiques: desquamations de la peau et pellicules. De même pour les animaux, qui ont une capacité de nuisance supplémentaire, avec la production de substances allergisantes, notamment les poils de chat et de chien. Les différentes activités domestiques que sont le tabagisme, le ménage et les travaux d'entretien, la cuisine, la désinsectisation, l'hygiène et les soins corporels, le bricolage, le feu dans les cheminées ouvertes, l'utilisation d'appareils de chauffage, sont également des sources importantes de pollution dans les logements.

Le tabagisme au hit-parade des polluants de la maison

La fumée de tabac est un mélange complexe de plusieurs milliers de substances, cancérogènes pour certaines d'entre elles ou suspectées de l'être pour d'autres. Les risques liés au tabagisme sont maintenant bien connus, et on sait que la fumée de tabac présente également un danger réel pour les non-fumeurs qui y sont exposés.
Selon une étude faite par l'EPA*, le tabagisme passif serait responsable d'environ 3 000 morts par cancer du poumon chaque année chez des non-fumeurs aux États-Unis.
La fumée du tabac a de plus la particularité de potentialiser les effets cancérogènes des autres polluants.

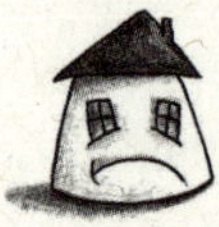

GARE au tabac: c'est le plus redoutable des polluants de l'air intérieur

Des produits d'entretien aussi dangereux que variés

Les utilisateurs que nous sommes ont rarement conscience de la dangerosité des multiples produits ménagers stockés dans nos placards. Les nombreux accidents domestiques répertoriés dans les centres antipoison le montrent. La plupart des produits d'entretien courants contiennent des substances chimiques qui sont les matières dites « actives » ou les solvants qui permettent à ces dernières de mieux pénétrer les surfaces traitées. Ils peuvent donc émettre une grande variété de COV. Nous pouvons être exposés à ces substances chimiques par inhalation, par contact avec la peau ou, plus rarement, de manière accidentelle, par ingestion. Les produits d'entretien ménagers sont rangés en de multiples endroits trop souvent accessibles aux enfants : cuisine, salle de bains, toilettes, garage, etc.

Les multiples recommandations inscrites sur les emballages, mais bien souvent en caractères trop petits, si elles traduisent avant tout le souci des fabricants de ne pas voir leur responsabilité engagée, laissent deviner la toxicité potentielle de ces différents produits. Quant à leur composition, les informations données par le fabricant sont souvent quasi inexistantes.

Les boules antimites

Les mites sont des insectes qui se nourrissent essentiellement des fibres naturelles de la laine et du papier et risquent d'endommager vêtements et livres si on les laisse proliférer. Les produits utilisés pour les éradiquer se présentent le plus souvent sous forme de boules antimites. Elles contiennent généralement du paradichlorobenzène ou du naphtalène, deux substances toxiques, plus particulièrement du naphtalène plus connu sous le nom de « naphtaline ».

L'ingestion par un enfant de boules antimites contenant du naphtalène peut provoquer de graves symptômes : troubles digestifs, nausées, vomissements et diarrhée, troubles nerveux, convulsions et délire pouvant aller jusqu'au coma. Les vapeurs du paradichlorobenzène contenus dans certains antimites et désodorisants sont irritantes pour les yeux et les muqueuses nasales. Si son inhalation passagère n'a en général pour conséquence qu'une simple irritation gastro-intestinale momentanée, cette substance, après une exposition prolongée, peut provoquer des lésions oculaires graves, notamment la cataracte, ainsi que des troubles hépatiques et rénaux. Le paradichlorobenzène est classé dans la catégorie des cancérogènes possibles (classe 2B).

Les déboucheurs de canalisations

Les produits utilisés pour déboucher éviers, lavabos, siphons de baignoire et de douche et autres canalisations contiennent de l'acide sulfurique, de la soude caustique (hydroxyde de sodium) ou de la potasse. Les vapeurs dégagées par ces produits provoquent des brûlures de la peau et des yeux. Inhalées, elles peuvent provoquer de graves ulcérations au niveau des poumons et de l'appareil digestif. Avalés, ces produits peuvent avoir des conséquences mortelles.

Les décapants de four

Les décapants de four contenant de l'hydroxyde de sodium (soude caustique) ou de l'hydroxyde de potassium sont très corrosifs et peuvent provoquer des brûlures des yeux et de la peau. Inhalés, ils sont irritants et peuvent entraîner des ulcérations pulmonaires. Ingérés, ils sont parfois mortels.

Les désinfectants de toilettes

Les produits de désinfection et de détartrage des cuvettes de toilettes contiennent généralement de l'hypochlorite de sodium (eau de Javel). L'acide chlorhydrique est également un composant fréquent de ces nettoyants. Il ne faut jamais mélanger ces produits avec d'autres produits d'entretien, les gaz émis pouvant être très toxiques. Le mélange de l'eau de Javel avec certains détartrants contenant un produit acide dégage instantanément du dichlore, un gaz mortel. Les désodorisants de toilettes contiennent généralement du paradichlorobenzène, un organochloré très toxique pour le système nerveux central, le foie et les reins.

Les insecticides ménagers

Ces produits se présentent sous différentes formes : aérosols, liquide, poudres, plaquettes. La plupart contiennent des pyréthrinoïdes de synthèse : perméthrine, cyperméthrine, décaméthrine, etc., dont la toxicité est loin d'être négligeable, même si leur rémanence est sans commune mesure avec celle des organochlorés comme le lindane ou le DDT. Cer-

tains contiennent du dichlorvos, pourtant interdit en Grande-Bretagne, et d'autres du chlorpyriphos, interdit aux États-Unis pour les produits destinés au grand public.
Outre leurs matières « actives », les insecticides ménagers sous forme d'aérosols contiennent des solvants – chlorure de méthylène, trichloroéthane, etc. – ainsi que des gaz propulseurs.

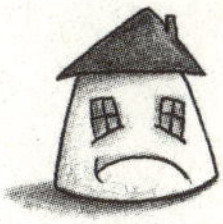

GARE aux insecticides ménagers: ils menacent gravement la santé des jeunes enfants

Les détachants

La plupart des détachants ménagers contiennent du trichloréthylène. Ce solvant chloré, largement utilisé dans le nettoyage à sec, est un toxique du système nerveux et un irritant de la peau et des muqueuses. Une intoxication aiguë à ce produit par inhalation ou par ingestion accidentelle ou volontaire se traduit par des difficultés respiratoires, des nausées, des vomissements et de la diarrhée, ainsi que par des symptômes neuropsychiques : confusion mentale, narcose et coma, ainsi que par des troubles cardiaques. Les signes d'une exposition chronique au trichloréthylène sont tout d'abord neurologiques : fatigue, maux de tête, vertiges, nausées, troubles du sommeil, pertes de mémoire, instabilité et anxiété. Il est de plus en plus remplacé par le tétrachloréthylène, un peu moins toxique. Il faut aérer au maximum lorsqu'on utilise ces produits, même de manière occasionnelle.

Les lessives

Les lessives contiennent des agents nettoyants et des enzymes. Ces produits sont irritants pour la peau et peuvent favoriser la sensibilisation à d'autres produits chimiques. Utilisés en grande quantité, ils pourraient favoriser l'asthme. Les phosphates contenus dans certaines lessives ne sont pas biodégradables et polluent les eaux usées.

Les nettoyants antibactériens

Les bactéries se développent plus particulièrement dans les endroits à la propreté douteuse, et sont à l'origine de maladies infectieuses. Pour les combattre, on fait appel à des bactéricides qui contiennent différentes substances chimiques, notamment des composés phénolés. On les utilise principalement dans les toilettes, la salle de bains et la cuisine, lieux particulièrement favorables au développement microbien. Comme la plupart des désinfectants, ces produits sont très irritants pour les yeux, le nez et la peau et leur manipulation nécessite de prendre quelques précautions, notamment le port de gants et une bonne aération.

Les nettoyants de moisissures

Une trop grande humidité favorise le développement de moisissures, notamment dans la salle de bains (bas des rideaux de douche, joints de baignoire) et dans la cuisine. Les produits utilisés pour enlever ces moisissures contiennent des fongicides. Une exposition à ces substances peut provoquer une irritation des voies respiratoires supérieures et des yeux, qui peut aller jusqu'à l'œdème pulmonaire dans les cas les plus graves.

Les nettoyants de tapis et de moquettes

Le perchloréthylène et le naphtalène sont les deux substances chimiques que l'on retrouve fréquemment dans les nettoyants de moquette. Ils sont toxiques et peuvent être à l'origine de nausées, de perte d'appétit, de vertiges et de troubles hépatiques. Ce sont par ailleurs des cancérogènes avérés.

Les produits lustrants

Vendus sous forme de pâte, d'aérosol ou de liquide, ces produits contiennent des solvants pétroliers susceptibles de dégager des COV, notamment au moment de leur emploi. Comme la plupart des solvants, ils sont toxiques. Une bonne aération s'impose donc au moment où on les utilise.

Les produits de nettoyage des vitres

À base d'isopropanol et d'ammoniac, ils sont irritants pour les yeux, le nez et la peau. Ils ne contiennent plus, ou ne devraient plus contenir, certains éthers de glycol comme l'éthylène glycol en raison de sa toxicité (malformations de l'embryon). Une intoxication à l'isopropanol peut se traduire par des troubles nerveux et digestifs, par des nausées, des vomissements, etc.

Les produits pour laver la vaisselle

Ces produits diffèrent légèrement selon qu'ils sont utilisés pour le lave-vaisselle ou pour le lavage à la main. Ils contiennent pratiquement tous des phosphates. Si l'eau utilisée est chlorée, il se produit du chloroforme, une substance cancérogène possible pour l'homme (groupe 2A de l'IARC).

Les antigels

Les antigels contiennent de l'éthylène glycol, substance très toxique par ingestion, pouvant être à l'origine de malformations congénitales, de problèmes cardiaques graves et de troubles rénaux et nerveux. Inhalées, les vapeurs d'éthylène glycol provoquent des vertiges. Les nouvelles générations d'antigels contiennent du propylène glycol, beaucoup moins toxique. Ces produits sont à mettre hors de portée des enfants et des animaux qui pourraient être facilement attirés par leur odeur sucrée.

L'hygiène et les soins corporels

Pour l'entretien de notre corps, nous faisons un usage quotidien de produits qui ne sont pas anodins. En effet, de nombreux produits de soins corporels et cosmétiques – démaquillants, crèmes, lotions, shampoings, teintures pour les cheveux, dissolvants de vernis à ongles, parfums – émettent des COV, notamment du formaldéhyde, utilisé comme agent conservateur et stabilisateur. Les personnes travaillant dans les salons de coiffure sont particulièrement exposées. Conditionnés sous forme d'atomiseurs, de sprays et de bombes aérosol, ces produits contiennent différents composants : une substance « active », un solvant, des adjuvants et un gaz propulseur. L'aérosol formé lors de l'utilisation est chargé de particules qui, diffusées dans l'air ambiant, sont facilement inhalées. Le chlorure de méthylène (dichlorométhane) contenu dans certains de ces produits est un cancérogène possible pour l'homme (groupe 2B).

Quand bricoler pollue l'air

Le bricolage prend de plus en plus d'importance dans les activités de nombreux ménages. Or, les travaux de bricolage amènent à manipuler de nombreux produits toxiques, notamment des solvants, utilisés pour diluer les peintures, nettoyer, dégraisser, décaper. Une attention particulière doit être portée à certains décapants chimiques et au white-spirit, qui font partie de la panoplie du bricoleur ordinaire. Les colles et les résines demandent également quelques précautions d'emploi. Peinture, collage, décapage, ponçage, sciage ou soudage génèrent donc de la pollution sous différentes formes : émission de COV, mais aussi de particules.

Le collage

Comme nous l'avons vu, la plupart des colles de revêtements muraux et de revêtements de sol émettent divers COV, et plus particulièrement du formaldéhyde.

Le décapage des peintures

Les décapants chimiques contiennent des solvants toxiques comme le dichlorométhane (chlorure de méthylène). D'une grande efficacité mais très toxiques, ils sont de plus en plus remplacés par des produits contenant des essences de pin ou des substances phénolées, moins toxiques, mais également moins efficaces.
Le décapage à froid peut être remplacé par le décapage à chaud avec une lampe à souder munie d'un bec adéquat. Mais cette technique présente également quelque danger à cause des COV qui sont émis sous l'effet de la chaleur. Le port d'un masque à cartouche filtrante est donc recommandé, comme pour tous les travaux nécessitant la manipulation de substances toxiques.

La peinture

Les travaux de peinture dégagent des quantités importantes de solvants. Le danger est encore plus grand lorsque la peinture est faite au pistolet ou à l'aide de bombes aérosol. Dans ce cas, le port du masque est impératif, et il est conseillé de faire ce type de peintures à l'extérieur.

Le ponçage

Le ponçage sature rapidement en particules l'atmosphère du sous-sol, du garage, ou de la pièce dont on ponce le parquet, surtout si la ventilation n'est pas suffisante. D'autre part, le ponçage de matériaux anciennement peints avec une peinture au plomb libère de fines particules, extrêmement nocives, de ce constituant (voir page 162). Il est fortement recommandé de porter un masque filtrant de très bonne qualité pour tous ces travaux, sans oublier de fermer les portes et d'ouvrir les fenêtres pour éviter toute dispersion des poussières émises dans les autres pièces du logement. Le ponçage doit être effectué à l'extérieur chaque fois que c'est possible.

La menuiserie

Même si le bois sent bon, les travaux de menuiserie ne sont pas sans danger, les poussières émises étant nocives pour les poumons. Elles le sont d'autant plus que le bois est traité et que les colles à bois contiennent du formaldéhyde. Ici aussi, le port d'un masque et de lunettes s'avère indispensable.

La manipulation de matières fibreuses

La manipulation de toute matière fibreuse, notamment de certains isolants comme la laine de verre ou la laine de roche, est à faire avec de grandes précautions, plus particulièrement lorsqu'on se trouve dans les lieux confinés que sont les greniers et les combles. Il faut impérativement s'équiper de vêtements étanches aux poignets et aux chevilles, de lunettes, de gants et d'un masque. Laisser aux professionnels la manipulation de tout produit contenant de l'amiante.

Cuisiner, se chauffer, jardiner : des risques cachés

Faire la cuisine

Mijoter un bon petit plat dans sa toute nouvelle cuisine est toujours un plaisir ! Mais cette activité contribue elle aussi à la pollution globale du logement. Il y a d'abord les odeurs, souvent agréables mais pas toujours, qu'il faut évacuer par une hotte de cuisine performante. Cette dernière permet également d'éliminer la vapeur d'eau dégagée pendant la cuisson. D'autre part, la cuisinière dégage du dioxyde d'azote si elle est au gaz, et divers produits de combustion si elle est au charbon ou au bois.

Les appareils de chauffage

Toute combustion émet des substances polluantes, quel que soit le combustible utilisé. Ces substances sont généralement évacuées dans

l'atmosphère par le conduit de cheminée, mais elles peuvent également contribuer à la pollution de l'air intérieur.
Il importe donc de veiller au bon raccordement de tous ces appareils à leurs conduits d'évacuation qui doivent être bien étanches, non encombrés et ramonés chaque année. Leur entretien doit être confié à des professionnels. Par ailleurs, la réglementation impose une aération des locaux où se trouvent les appareils de chauffage, avec une ouverture en partie basse pour l'apport d'air frais et une autre en partie haute pour l'évacuation de l'air vicié.

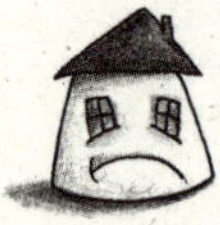

GARE aux cheminées qui tirent mal: la fumée contient de nombreuses particules toxiques

La cheminée ouverte

Il est bien agréable de se retrouver autour d'un bon feu dans la cheminée, mais ce plaisir simple ne va pas sans contrepartie. La cheminée risque de fumer si elle est à foyer ouvert et mal dimensionnée. Qui dit fumée dit pollution par les multiples composants chimiques et les particules plus ou moins toxiques contenus dans la fumée de bois, pollution encore aggravée lorsqu'on brûle des bois traités, ce qui est à proscrire absolument.

Les activités de bureau

Les activités de bureau sont sources de pollution par l'ozone et par divers COV. Ainsi les photocopieuses et les imprimantes laser produisent de l'ozone, ce qui n'est pas le cas pour celles à jet d'encre. L'utilisation des photocopieuses et des imprimantes doit se faire dans une pièce bien aérée. Les encres et les différentes colles émettent elles aussi des COV.

Le jardinage

Le jardin, endroit privilégié de détente et de repos, est souvent fort pollué par tous les herbicides, insecticides, fongicides et rodenticides utilisés à tort et à travers. Plusieurs études ont mis en évidence une augmentation de certains types de cancer chez les grands utilisateurs de pesticides, notamment les agriculteurs, mais aussi dans les familles utilisant régulièrement des pesticides au jardin et dans la maison. Elles ont notamment démontré une augmentation de la fréquence des leucémies et des tumeurs du cerveau chez les enfants dans ces familles.

DES MAISONS TRÈS APPRÉCIÉES DE NOS ENNEMIS INVISIBLES

Chaleur et humidité favorisent la multiplication de multiples êtres vivants indésirables.

De multiples sources d'humidité

Les sources d'eau dans une maison sont très nombreuses :

- Le métabolisme et la respiration des occupants : personnes, animaux, plantes. Un adulte dégage entre 1 et 1,5 litre d'eau par jour ;
- Certaines activités domestiques : bains, douches, lessive, vaisselle, séchage du linge, cuisson, etc. ;
- L'utilisation d'humidificateurs ;
- Les infiltrations et les fuites d'eau ;
- Les remontées capillaires par les soubassements ou par la condensation, d'autant plus insidieuses qu'elles ne sont pas toujours visibles.

Une humidité excessive se traduit notamment par :

- Une odeur de moisi ;
- De la condensation sur les parois et les vitres ;
- Des taches de moisissures sur les murs et les plafonds, sur les rebords des fenêtres, dans les salles de bains, sous les tapis, derrière les meubles ;
- Des traces d'infiltration d'eau de pluie, de remontées capillaires ou de fuites d'eau ;
- Des vêtements moisis dans les placards ;
- Des matériaux humides : bois, moquette, papiers peints, tissus, etc.

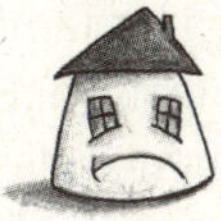

GARE à l'humidité : elle favorise le développement des moisissures et la multiplication des acariens

De nombreux effets indésirables

Une humidité intérieure excessive peut être à l'origine de sérieux problèmes, autant pour la structure du bâtiment que pour la santé des occupants. Les conséquences sont multiples : apparition de moisissures, de champignons et de salpêtre ; dégradation des matériaux (plâtres, boiseries, revêtements de sol et revêtements muraux), diminution de l'efficacité des isolants. On sait également que les émissions de COV, notamment de formaldéhyde des panneaux de particules, des contreplaqués ou des mousses urée-formol augmentent avec l'humidité et la température.
Trop élevée ou trop faible, l'humidité peut avoir des effets importants sur la santé. Une hygrométrie inférieure à 30 % dessèche la peau, les muqueuses des yeux, du nez et de la gorge, facilitant ainsi les infections par une rétention plus aisée des substances étrangères. Une hygrométrie trop élevée favorise la transpiration et provoque une sensation d'inconfort. Les personnes souffrant de maladies cardio-vasculaires et les personnes âgées sont particulièrement sensibles à une humidité élevée.

Quand moisissures, acariens et bactéries s'en donnent à cœur joie

Température et hygrométrie élevées sont des conditions idéales pour le développement de toutes sortes d'êtres vivants indésirables dans nos maisons, depuis les blattes jusqu'aux bactéries pathogènes, en passant par les mites, les acariens et les moisissures. Une hygrométrie comprise entre 75 et 80 % est particulièrement favorable à leur prolifération. Les moisissures sont particulièrement redoutables par les mycotoxines qu'elles produisent. Leurs effets toxiques sont nombreux : fièvre, maux de tête, nausées, vomissements, diarrhée et grande fatigue. Quant aux acariens, on sait qu'ils sont sources d'allergies.

L'ENNEMI VIENT AUSSI DE L'EXTÉRIEUR

L'indispensable renouvellement de l'air intérieur est assuré par les échanges entre l'extérieur et l'intérieur, soit naturellement, à cause du manque d'étanchéité des portes et des fenêtres ou par leur simple ouverture, soit artificiellement par des systèmes de ventilation mécanique. Or, l'air extérieur est souvent pollué, et pas seulement dans les villes.

L'air des villes et ses pics de pollution

La circulation automobile constitue la source majeure de pollution extérieure susceptible d'affecter la qualité de l'air intérieur, en émettant des oxydes d'azote, des hydrocarbures aromatiques, du formaldéhyde et des particules. L'ozone se forme par réaction chimique entre certains de ces polluants et les constituants naturels de l'air. La chaleur et l'absence de vent favorisent les pics de pollution.

L'air des villes peut également être pollué par d'autres sources : usines, chauffage urbain, stations d'essence, dépôts de carburants, incinérateurs, centrales thermiques, pollen, etc.

Le «bon air» de la campagne et ses mauvaises surprises

La pleine campagne ne garantit pas un air pur car il faut compter avec la pollution générée par les pesticides que les agriculteurs utilisent à grande échelle et, si l'on n'y prend garde, on risque de se retrouver sous les vents dominants d'une porcherie ou de tout autre élevage industriel !

Les incinérateurs et certaines usines peuvent également polluer l'air très loin de leur lieu d'implantation. Quant au pollen, il a beau être naturel, son caractère allergène oblige à le classer dans les polluants.

LES SOURCES DE POLLUTION DE LA CAVE AU GRENIER

En matière de pollution, aucune pièce du logement n'est épargnée, mais certaines pollutions sont spécifiques, alors que d'autres concernent toute la maison. Voici un résumé des principaux problèmes qui peuvent être rencontrés selon l'endroit.

PIÈCE	POLLUANTS POSSIBLES	ORIGINE DES POLLUANTS
Cave, garage, atelier	Radon	Sous-sol
	Moisissures	Humidité excessive
	Benzène	Voiture
	Particules, Composés organiques volatils (COV) divers	Voiture, chaudière, produits de bricolage Produits de bricolage
	Amiante	Isolation ancienne
Cuisine	Oxyde de carbone	Cuisson
	Hydrocarbures aromatiques polycycliques (HAP)	Cuisson
	Particules	Cuisson au bois
	Dioxyde d'azote	Cuisson au gaz
	Moisissures	Humidité excessive (cuisson, lave-vaisselle)
	COV divers	Produits de nettoyage
	Formaldéhyde	Panneaux de particules
Séjour	Particules	Cheminée, tabagisme
	Allergènes	Animaux de compagnie
	Oxyde de carbone	Appareils de chauffage individuels (poêles)
	COV divers	Produits d'entretien, tabagisme

Chambres	Acariens	Température et humidité excessives, hygiène insuffisante
	Gaz carbonique (CO2)	Plantes, occupants
	Naphtalène, paradichlorobenzène	Antimites dans les armoires
	Trichloréthylène	Nettoyage à sec des vêtements
Salle de bains, toilettes	Moisissures	Humidité excessive
	Bactéries, légionelles	Bains bouillonnants en cas d'hygiène insuffisante
	COV divers	Produits de soins corporels et de nettoyage
	Paradichlorobenzène	Blocs désodorisants (WC)
Bureau	Ozone	Photocopieuses
	COV divers	Certaines encres, marqueurs, colles
Grenier, combles aménagés	Pentachlorophénol (PCP) et autres insecticides	Traitement du bois
	Fibres	Isolants
	Formaldéhyde	Panneaux de particules
Toute la maison	Particules	Pollution air extérieur
	Polluants divers	Pollution air extérieur
	Benzène	Circulation automobile
	Formaldéhyde	Nombreuses sources dans la maison
	COV divers	Nombreuses sources dans la maison

3 *Notre* SANTÉ MENACÉE

- *De la simple irritation aux maladies respiratoires et au cancer.*
- *Le syndrome des bâtiments malsains (*Sick Building syndrome *ou SBS).*
- *La sensibilisation chimique multiple (*Multiple Chemical Sensitivity *ou MCS), une véritable pathologie.*

DE LA SIMPLE IRRITATION AUX MALADIES RESPIRATOIRES ET AU CANCER

Qu'ils soient chimiques, biologiques ou particulaires, les polluants de l'air intérieur peuvent avoir sur notre santé des effets aussi nombreux que variés. Ils vont de la simple gêne olfactive, de l'irritation de la peau et des muqueuses et de la stimulation sensorielle à des effets beaucoup plus sérieux qui peuvent toucher le système respiratoire aussi bien que les systèmes nerveux, immunitaire, gastro-intestinal ou cardio-vasculaire. Ils peuvent également provoquer des allergies et être à l'origine de contaminations infectieuses. Enfin, nous l'avons vu, certains polluants chimiques sont des cancérogènes avérés.

Si l'on connaît la toxicité de la plupart des polluants pris individuellement, on ne sait pratiquement rien de leur toxicité quand ils sont en mélange et à de faibles concentrations comme c'est le plus souvent le cas dans l'air intérieur de nos maisons. La frontière entre inconfort et pathologie étant mal définie, et les symptômes étant en général peu spécifiques, la mise en évidence des effets des polluants de l'air intérieur sur la santé est souvent difficile. Souvent, seuls les effets aigus et immédiats peuvent être appréhendés : maux de tête, irritation des muqueuses, nausées, phénomènes allergiques ou intoxications sévères. La responsabilité à long terme de certains polluants de l'air intérieur dans l'apparition de problèmes respiratoires tels que l'asthme et les bronchites chroniques et de différents cancers semble cependant de plus en plus évidente.

Les symptômes présentés dépendent de la substance mise en cause, de sa concentration, de la durée d'exposition et de la sensibilité des personnes exposées. Les personnes à risques sont essentiellement les femmes enceintes, les bébés, les enfants, les personnes âgées et celles qui souffrent déjà de problèmes cardio-vasculaires et d'hypersensibilité aux polluants de l'environnement, plus particulièrement les asthmatiques et les bronchiteux chroniques.

Certaines manifestations cliniques et pathologiques peuvent être clairement et directement associées à une exposition aux polluants de l'air intérieur de certains immeubles. Ce sont les BRI ou *Building Related Illness*, maladies qui se rapportent à un bâtiment donné. Leur étiologie est le plus souvent d'origine infectieuse. C'est le cas pour la légionellose, la fièvre de Pontiac et la fièvre des humidificateurs, dues à une contamination par des micro-organismes – moisissures, bactéries et parasites – qui se développent dans les circuits d'eau chaude et les installations de conditionnement d'air. La cause peut également être chimique : par exemple empoisonnement par le monoxyde de carbone ou sensibilisation par le formaldéhyde. Les personnes souffrant de ce type de maladies ne voient généralement pas leurs symptômes disparaître lorsqu'elles quittent le bâtiment pollué et doivent être soignées pour les troubles dont l'origine a été clairement identifiée.
Individuellement ou en mélange, de nombreux polluants de l'air intérieur peuvent donner lieu à une sensation d'inconfort et à divers symptômes que l'on rapporte à ce qu'on appelle communément le syndrome des bâtiments malsains ou *Sick Building Syndrome* (SBS). Une exposition aux polluants de l'air intérieur peut également avoir des conséquences beaucoup plus graves et conduire à la sensibilisation chimique multiple, plus communément appelée MCS.

Les malaises généraux

La pollution dans la maison peut provoquer un certain nombre de malaises généraux qu'on ne lui attribue pas nécessairement. Ils sont très variables et parfois diffus : maux de tête, nausées, étourdissements, pertes de mémoire, difficultés de concentration, fatigue générale, problèmes de sommeil, toux, difficultés respiratoires, douleurs articulaires, etc.

Les effets irritatifs

Une exposition de la peau et des muqueuses du nez, des yeux et de la gorge aux polluants de l'air intérieur peut provoquer des effets irritatifs de type sensoriel suivis d'une modification dans les tissus.
On distingue deux types d'irritation : une irritation sensorielle principale due à une stimulation des cellules sensorielles par les polluants, et une

irritation secondaire due à une modification et à une altération des muqueuses et des tissus.
Les perceptions sensorielles se font par les organes des sens dont les nombreux récepteurs transmettent les signaux reçus au système nerveux central, d'où des sensations d'odeur, de toucher, etc. L'odorat joue un rôle important de système d'alarme. De nombreux composés organiques volatils, plus particulièrement le formaldéhyde, sont des irritants des muqueuses aux concentrations trouvées dans l'air intérieur
Les effets irritatifs secondaires sont douloureux et se caractérisent par une inflammation des tissus, par des rougeurs et une sensation de brûlure. Très gênantes, ces irritations peuvent provoquer des saignements des muqueuses nasales.

Les allergies

On assiste depuis quelques années à une véritable explosion des allergies et de l'asthme, en particulier dans les pays occidentaux. Ce phénomène semble notamment lié à une présence de plus en plus importante dans les logements d'un mélange de contaminants biologiques et de polluants chimiques. Selon l'Académie des sciences, dans les années 1970, environ 3 % des étudiants parisiens souffraient d'asthme et 4 % de rhinites allergiques. Cette proportion est passée respectivement à 6 % et 10 % dans les années 1980, pour atteindre 15 % pour l'asthme et 30 % pour les rhinites en 1995.

Les voies respiratoires supérieures (nez, gorge)

Les rhinites allergiques se caractérisent par des démangeaisons nasales, des éternuements, et par un nez bouché ou qui coule. Elles sont fréquentes chez les enfants et les adolescents.

Les voies respiratoires inférieures (bronches, poumons)

Agissant comme allergènes ou comme irritants, les polluants de l'air intérieur peuvent provoquer un asthme allergique. Les changements observés dans la fonction pulmonaire sont dus pour la plupart à un rétrécissement aigu ou chronique des voies aériennes, réduisant le débit d'air respiré. L'alvéolite allergique se caractérise par une pneumonie, une respiration courte, une oppression thoracique et de la fièvre. La fièvre des humidificateurs, encore appelée fièvre du lundi, est provoquée par une inhalation d'endotoxines de bactéries qui ont proliféré dans les systèmes de climatisation lors de leur arrêt pendant le weekend et qui sont redistribuées dans l'air ambiant lors de leur remise en route. Elle se traduit par une légère fièvre sans frissons d'environ 38°C, une légère toux et une sensation d'oppression thoracique. Ces signes disparaissent généralement dès la fin du deuxième jour d'exposition pour réapparaître le lundi suivant.

Parmi les principaux responsables de ces allergies, citons les acariens, les moisissures, les sécrétions et les matières fécales de certains insectes ainsi que les animaux de compagnie, plus particulièrement les chats dont les poils peuvent être très allergisants. Diverses études épidémiologiques ont montré qu'une exposition aux acariens pendant l'enfance constitue un facteur de risque majeur dans le développement de l'asthme allergique, et il apparaît de plus en plus que les substances chimiques présentes dans l'air des logements contribuent à potentialiser les effets des contaminants biologiques.

Les effets sur le système nerveux

De nombreux polluants environnementaux agissent sur le système nerveux, notamment sur le système nerveux central. Ce dernier est particulièrement sensible aux effets de certains polluants chimiques, notamment ceux des solvants organiques émis par les matériaux de construction, les peintures et les colles : toluène, benzène, acétone, cyclohexane, formaldéhyde, styrène, solvants chlorés, etc. La plupart de ces solvants sont neurotoxiques et leurs effets vont d'une simple action narcotique avec diminution des capacités intellectuelles à des altérations irréversibles du système nerveux central. Le monoxyde de carbone et certains pesticides sont également connus pour leur neurotoxicité.

Les effets sur le système endocrinien

On commence à se pencher sérieusement sur le rôle joué par certaines substances chimiques, notamment les pesticides et certains constituants des matières plastiques, dans la perturbation du système endocrinien. Ces substances pourraient perturber la fonction régulatrice normale des hormones naturelles produites par notre système endocrinien, soit en imitant, soit en inhibant ces dernières.

Les effets cardio-vasculaires

La responsabilité de certains polluants intérieurs dans l'apparition ou tout au moins dans l'aggravation des maladies cardio-vasculaires est maintenant reconnue. Cela est particulièrement vrai pour la fumée de tabac, que l'on y soit exposé de façon active ou passive, et pour le monoxyde de carbone. Le système cardio-vasculaire, et plus particulièrement le cœur, est très sensible à une diminution de l'oxygénation lorsque le taux de carboxyhémoglobine, résultant de l'affinité du monoxyde de carbone pour l'hémoglobine du sang, devient trop important (voir page 144).

Le cancer

Si certaines de ses causes sont bien connues – tabac, alcool, alimentation déséquilibrée – le cancer peut également être provoqué par une exposition professionnelle ou environnementale à certains produits chimiques. Cependant, seule une infime partie des quelque 70 000 produits chimiques répertoriés actuellement a été évaluée quant à ses effets toxiques et cancérogènes.

Le cancer des poumons est le premier que l'on peut relier avec certitude à une exposition à certains polluants comme l'amiante, le radon et, bien entendu, la fumée de tabac. Le radon, classé par l'IARC* dans le groupe des substances cancérogènes pour l'homme, serait après le tabac la deuxième cause de mortalité par cancer du poumon. Les dérivés du radon ont d'autre part la particularité de s'associer aux particules contenues dans la fumée de tabac, ce qui ne fait que potentialiser leurs effets toxiques respectifs.

À ces agents cancérogènes aux effets bien connus s'ajoutent d'autres substances chimiques comme le benzène, le formaldéhyde et un certain nombre de pesticides, également cancérogènes ou fortement suspectés de l'être.

LE SYNDROME DES BÂTIMENTS MALSAINS (*SICK BUILDING SYNDROME* OU SBS)

Les problèmes de santé liés à la pollution de l'air intérieur, ce qu'on appelle communément le «syndrome des bâtiments malsains» ou SBS, sont apparus au début des années 1970, plus particulièrement dans les immeubles de bureaux et les bâtiments modernes des pays occidentaux dans lesquels les occupants travaillent plusieurs heures par jour dans une atmosphère artificielle.

Les occupants d'un immeuble ayant un système de conditionnement d'air risquent de développer ce syndrome bien plus que ceux d'un immeuble dont la ventilation peut se faire naturellement par une ouverture des fenêtres, possibilité qui n'existe plus dans beaucoup d'immeubles modernes. L'OMS* estimait en 1986 que la prévalence de ce syndrome était de 10 à 30% chez les occupants d'immeubles climatisés. L'OMS a récemment défini le SBS comme une réaction de la majorité des occupants d'un immeuble à leur environnement intérieur, réaction qui ne peut être directement reliée à des causes évidentes telles qu'une exposition à une concentration excessive d'un contaminant connu ou à une défectuosité d'un système de ventilation. On suppose que le syndrome est provoqué par une interaction de plusieurs facteurs d'exposition et de différents paramètres chimiques, physiques et psychologiques. La plupart des spécialistes s'accordent à dire que le SBS serait dû à une exposition de longue durée et à faibles concentrations à un mélange de divers contaminants qui, pris individuellement aux concentrations habituellement rencontrées, ne peuvent avoir de conséquences connues sur la santé.

Le SBS se caractérise par des symptômes d'inconfort et des réactions physiologiques ou sensorielles aiguës : irritation des muqueuses nasales et oculaires, toux, oppression thoracique, fatigue, maux de tête, séche-

resse de la peau, nausées, difficultés de concentration, sensibilité aux odeurs, etc. On ne constate habituellement pas de lésions organiques. Les personnes qui développent le SBS voient généralement leurs symptômes disparaître lorsqu'elles quittent l'immeuble incriminé, ce qui est une des caractéristiques principales de ce syndrome.
Ce mal, provoqué par la qualité médiocre de l'air dans les bureaux, serait bien souvent à l'origine de l'absentéisme de nombreux employés et d'une diminution d'efficacité dans le travail.

Les symptômes

- **Manifestations générales** : maux de tête, fatigue excessive, difficultés de concentration.
- **Manifestations nasales** : obstruction nasale, congestion des sinus, irritations nasales et rhinorrhée. Les personnes qui entrent dans le bâtiment ont très rapidement des difficultés à respirer, difficultés qui disparaissent dès qu'elles quittent les lieux. Pour certaines personnes, ces troubles apparaissent plus particulièrement lorsque la température est très élevée.
- **Manifestations oculaires** : sensations de brûlure, démangeaisons, yeux secs sans inflammation apparente.
- **Manifestations respiratoires** : oppression thoracique et difficulté à respirer profondément.
- **Manifestations ORL** : langue, lèvres et gorge sèches.
- **Manifestations cutanées** : sécheresse de la peau, plus particulièrement chez la femme.

Les facteurs de risque

De nombreux facteurs – physiques, chimiques, biologiques et psychologiques – sont à prendre en considération dans le déclenchement du SBS. Les facteurs physiques sont ceux que nous avons évoqués précédemment : une température trop élevée, qui contribue à augmenter les émissions de substances chimiques par les différents matériaux, une hygrométrie soit supérieure à 70 %, soit inférieure à 30 %, une ventilation mal conçue ou mal entretenue, la présence de particules polluantes. Il faut y ajouter un mauvais éclairage et le bruit.

Les facteurs chimiques sont le plus souvent les polluants libérés par les matériaux de construction et ceux provenant de l'air extérieur, qui peuvent, ou non, se traduire par des odeurs désagréables, l'absence d'odeurs ne garantissant pas pour autant un air non pollué…
Les polluants biologiques proviennent le plus souvent, dans les bureaux, d'un mauvais entretien des systèmes de ventilation et éventuellement de conditionnement de l'air.
Enfin, certaines conditions psychologiques peuvent favoriser le stress et augmenter la vulnérabilité aux autres facteurs environnementaux. Mais il semble que le stress soit plutôt une conséquence du SBS que l'inverse.
Parmi ces autres facteurs, les composés organiques volatils associés à une mauvaise aération jouent probablement un rôle prépondérant dans le déclenchement du syndrome des bâtiments malsains.

LA SENSIBILISATION CHIMIQUE MULTIPLE (*MULTIPLE CHEMICAL SENSITIVITY* OU MCS), UNE NOUVELLE PATHOLOGIE

Une exposition aux polluants chimiques qui font partie de notre environnement quotidien, notamment aux contaminants de l'air intérieur, peut avoir des conséquences très sérieuses et conduire à ce qu'on appelle la sensibilisation chimique multiple ou MCS (**Multiple Chemical Sensitivity*****). La MCS est un trouble déclenché par une exposition à des substances chimiques de l'environnement. Les personnes atteintes réagissent à ces substances à des concentrations très faibles, qu'elles toléraient auparavant et qui n'affectent pas la majorité de la population.***

Selon les professeurs Nicholas Ashford et Claudia Miller, l'acquisition de cette sensibilité se fait en deux temps :

Perte de tolérance ou sensibilisation : la sensibilisation peut se faire lors d'une exposition à une substance chimique unique à des doses massives sur une période courte ou par une exposition répétée à des doses faibles à plusieurs substances chimiques en mélange, ce qui est plus souvent le cas dans nos habitations ;

Une fois la sensibilisation acquise, le malade réagit à des doses de plus en plus faibles de multiples produits chimiques.

Certains spécialistes estiment que la MCS ne serait qu'une manifestation extrême du SBS. On ne connaît pas encore les mécanismes qui conduisent à la MCS, mais il semblerait que plusieurs systèmes soient impliqués dans son développement : système olfactif, système nerveux, système immunitaire.

Les symptômes présentés par une personne atteinte de MCS sont très divers, ce qui explique la difficulté d'un diagnostic. Ils font penser à ceux de l'allergie et peuvent être de nature allergique. En effet, ils apparaissent et disparaissent en fonction des expositions, mais vont généralement en s'aggravant. L'organisme réagit à un nombre de plus en plus élevé de substances chimiques et à des doses de plus en plus faibles. Bien souvent, ces substances n'ont plus rien à voir avec celles qui ont déclenché la sensibilisation. Différents organes sont touchés, notamment le système nerveux et le système respiratoire.

Les symptômes de la MCS peuvent apparaître très rapidement, ou beaucoup plus tard, après une exposition. Ils se manifestent notamment sous forme de fatigue chronique, de maux de tête, de difficultés respiratoires, de difficultés de concentration, de problèmes digestifs ou cardio-vasculaires. Les personnes sensibilisées se voient sérieusement handicapées dans leur vie quotidienne car elles ne peuvent que difficilement échapper aux divers produits chimiques qui font partie de notre environnement : gaz d'échappement, solvants, plastiques dans les voitures neuves, peintures fraîches, bois traités, pesticides, colles, mobilier en panneaux de particules, tissus d'ameublement, isolants et bien entendu fumée de tabac.

TABLEAU
DES PRINCIPAUX SYMPTÔMES DE LA MCS

Généraux	Maux de tête
	Sensibilité accrue aux odeurs
	Vertiges, fatigue chronique, épuisement
	Problèmes digestifs
	Irritation oculaire
	Allergies alimentaires
	Éruptions cutanées
	Troubles de la vue
Neurologiques	Dépression
	Pertes de mémoire
	Confusion mentale
	Difficultés de concentration
Respiratoires	Rhinites
	Irritation des muqueuses nasales
	Saignements de ces muqueuses
	Oppression thoracique
	Asthme, toux
Musculaires	Faiblesse musculaire
	Douleurs articulaires

Les substances à l'origine de la MCS

Les substances chimiques qui contribuent à la sensibilisation chimique multiple sont les mêmes que celles qui sont à l'origine du syndrome des bâtiments malsains. Toutefois, le formaldéhyde, du fait de son ubiquité et de son très fort pouvoir sensibilisant, est vraisemblablement l'un des polluants majeurs de notre air intérieur contribuant au déclenchement de la MCS.

Une exposition à des pesticides, notamment ceux contenus dans les produits de préservation du bois, ou à des solvants, peut également conduire à une sensibilisation, de même que les gaz de combustion émis par les chaudières et les véhicules à moteur thermique.

Une fois la sensibilisation acquise, de nombreuses autres substances peuvent déclencher des réactions à de très faibles concentrations. Parmi ces dernières, outre celles qui sont à l'origine de la sensibilisation, on peut mentionner les parfums, les substances émises par les détergents et par les produits d'entretien, les solvants émis par les vêtements nettoyés à sec, la fumée de tabac, les encres d'imprimerie, les moquettes neuves, certains médicaments, les conservateurs alimentaires, les colorants artificiels, etc. Il n'est pas rare, par exemple, de rencontrer des personnes qui ne supportent plus aucun parfum.

Controverses dans le monde médical

La sensibilisation chimique multiple est une pathologie très controversée dans le monde médical. En effet, nombreux sont les médecins – toxicologues, allergologues et autres praticiens – qui considèrent que cette maladie est psychosomatique.

En fait, les médecins connaissent peu, ou pas du tout, les problèmes liés à la pollution de l'air intérieur. Il n'est donc pas surprenant de voir les malades atteints de sensibilisation chimique consulter sans succès plusieurs médecins dans des spécialités différentes. Seuls quelques spécialistes de la médecine du travail ou de la médecine environnementale sont informés de ce problème nouveau.

Aux États-Unis, la communauté scientifique et médicale s'est intéressée à la MCS à partir de 1987 lorsque, suite à la rénovation et à l'installation d'une surface importante de moquette neuve dans un immeuble de bureaux du centre administratif de l'EPA (Agence pour la protection de l'environnement), quelque 200 employés ont présenté des symptômes s'apparentant à ceux du SBS, plusieurs d'entre eux ayant par la suite développé la MCS. En France, le problème commence seulement à être posé.

Le traitement de la MCS

La médecine conventionnelle n'offre aujourd'hui que peu de moyens pour traiter les patients atteints de MCS. Devant le manque de traitements adéquats, certains malades font appel à des soins « alternatifs » dont on ne connaît pas bien les résultats : contrôle des allergies alimentaires, détoxication par l'exercice et la sudation et autres méthodes non conventionnelles.

L'éloignement du malade de son environnement pollué semble être le seul remède efficace connu à ce jour, ce qui n'est guère facilité par l'omniprésence des produits chimiques dans notre environnement. Il faut donc commencer par assainir le logement de la personne atteinte en éliminant les matériaux émettant les substances incriminées et en améliorant la ventilation. La construction d'une maison neuve avec des matériaux exempts de produits chimiques reste la meilleure solution, mais elle n'est pas à la portée de tous.Toute vie normale en société leur devenant pratiquement impossible, les malades atteints de MCS finissent par s'isoler et il n'est guère surprenant que certains d'entre eux puissent souffrir de troubles psychologiques qui en sont la conséquence et non la cause. On a vu apparaître dans certains pays, notamment aux États-Unis et au Canada, des cliniques de santé environnementale qui se proposent de diagnostiquer la MCS et de la traiter. Toutefois, l'efficacité des soins qui y sont prodigués reste à démontrer. Quoi qu'il en soit, et contrairement à ce qui se passe en France, la MCS est reconnue dans de nombreux pays, notamment aux États-Unis.

4

Quel air

RESPIREZ-VOUS CHEZ VOUS ?

Des outils pour un diagnostic

- *Testez votre maison et vos habitudes.*
- *Ressentez-vous des symptômes dont vous ne trouvez pas l'origine?*
- *Faut-il analyser l'air de votre maison?*
- *Évaluez la qualité de l'air avant de louer ou d'acheter.*

TESTEZ VOTRE MAISON ET VOS HABITUDES

Comment savoir si l'air de votre maison est pollué et par quoi? Pour en savoir un peu plus, voici trois moyens, qui se complètent: un check-up complet de votre maison et de vos habitudes, l'observation et l'interprétation de vos éventuels problèmes de santé, l'analyse de l'air. Le petit check-up suivant vous aidera à y voir plus clair. Il suffit de cocher les réponses positives:

- ❑ Avez-vous remarqué des odeurs particulières, et notamment des odeurs de « neuf », dans le cas où votre maison est neuve ou récemment rénovée ?
- ❑ Venez-vous de faire des travaux de rénovation : peinture, pose de moquette ou de papier peint, etc. ?
- ❑ Avez-vous dans votre maison une quantité importante de bois collés, panneaux de particules, contreplaqués, tant à l'intérieur qu'à l'extérieur ? Pensez en particulier au mobilier en bois aggloméré (salle de bains, cuisine), aux sous-faces de planchers flottants, aux plafonds, aux placards, etc.
- ❑ Avez-vous changé récemment de mobilier et acheté des meubles en bois aggloméré, des tissus d'ameublement, des canapés, des fauteuils ?
- ❑ Avez-vous isolé vos murs avec une mousse urée-formol ?
- ❑ Avez-vous de la moquette sur un support synthétique et/ou collée ?
- ❑ Avez-vous du parquet collé ou avec une sous-face en panneaux de particules ?
- ❑ Avez-vous fait vitrifier votre parquet ?
- ❑ Votre isolation est-elle en laine de roche ou en laine de verre, et en communication avec les pièces habitées ?
- ❑ Avez-vous entreposé des solvants, de l'essence, des produits d'entretien dans des endroits mal isolés des pièces habitées, par exemple dans votre garage, si ce dernier est en sous-sol ou attenant à votre maison ?

- [ ] Votre système de ventilation est-il efficace ? N'aspire-t-il pas l'« air neuf » dans une zone polluée ? Par exemple dans des coffres de volets roulants en panneaux de particules (présence de formaldéhyde) ou contenant des bois traités ?
- [ ] Les entrées ou les sorties d'air de votre VMC* sont-elles sales (dépôt de poussières, fibres, moisissures) ?
- [ ] Les drains d'évacuation des condensats de la VMC sont-ils obstrués, les filtres sales ?
- [ ] Avez-vous remarqué des traces de moisissures sur vos plafonds, murs ou sols ?
- [ ] Votre chaufferie est-elle mal ventilée et les gaz de combustion peuvent-ils pénétrer dans votre maison ?
- [ ] L'étanchéité du conduit d'évacuation n'est-elle pas défectueuse ?
- [ ] L'étanchéité au niveau du plafond et de la porte ne laisse-t-elle pas à désirer ?
- [ ] Y a-t-il dans les pièces habitées des odeurs d'essence ou de gaz d'échappement lorsque quelqu'un sort ou rentre la voiture ?
- [ ] Y a-t-il dans les pièces habitées des odeurs de produits chimiques ou autres lorsque quelqu'un bricole dans l'atelier ?
- [ ] La température habituelle est-elle supérieure à 21 °C dans le séjour et à 18 °C dans les chambres ?
- [ ] L'hygrométrie dans les pièces habitées est-elle souvent supérieure à 65 % ?
- [ ] Y a-t-il des fumeurs dans la maison ?
- [ ] Votre logement se trouve-t-il en bordure d'une rue ou d'une route très fréquentée ?
- [ ] Votre logement se trouve-t-il proche d'une usine polluante ou d'un incinérateur ?
- [ ] Votre maison est-elle entourée d'exploitations agricoles conventionnelles ?
- [ ] Utilisez-vous des pesticides dans votre jardin ou à la maison ?

L'idéal serait que vous n'ayez coché aucune question. Plus vous en aurez coché, et plus l'air de votre maison risque d'être pollué. Mais une seule réponse positive peut être à l'origine de problèmes s'il s'agit d'une source de pollution importante.
Rappelons à ce propos que certains matériaux ont le pouvoir d'adsorber les polluants et de les restituer ultérieurement dans l'air. C'est le cas de nombreux revêtements de sol, et en particulier des moquettes, de revêtements muraux, des papiers peints, des tissus, et de certains matériaux poreux. Ces sources secondaires doivent être localisées si l'on veut traiter le problème avec le maximum d'efficacité.

RESSENTEZ-VOUS DES SYMPTÔMES DONT VOUS NE TROUVEZ PAS L'ORIGINE ?

Soyez attentifs aux symptômes pathologiques ou de simple inconfort. Aidez-vous pour cela du tableau suivant. Observez également si ces symptômes n'apparaissent que lorsque vous êtes chez vous, partout ou dans certaines pièces, ou au contraire sur votre lieu de travail.

SYMPTÔMES	CAUSES POSSIBLES	REMÈDES À ENVISAGER
Inconfort	Ventilation insuffisante Effet des parois froides (proximité de grandes baies vitrées)	Revoir la ventilation Installer des doubles vitrages Éliminer les causes de courants d'air
Maux de tête, nausées, léthargie	TPrésence de monoxyde de carbone, notamment si les symptômes surviennent rapidement, ou d'un excès de gaz carbonique (CO_2) Pollutions diverses	Aérer Vérifier le fonctionnement des appareils de chauffage Rechercher les autres causes de pollution
Congestion nasale, éternuements, irritation des yeux, du nez et de la gorge, gorge sèche, le tout éventuellement accompagné de maux de têtes et de nausées	Vous êtes peut-être allergique, surtout si vous êtes la seule personne à présenter les symptômes. Si vous êtes plusieurs, le problème est plutôt d'origine irritative.	Contrôler les allergènes possibles, intérieurs et extérieurs (humidité, moisissures, pollens, acariens, poils de chats, système de ventilation contaminé, etc.). Rechercher les sources de polluants chimiques, notamment formaldéhyde et certains solvants. Pensez au syndrome des bâtiments malsains (SBS)

Toux, difficultés respiratoires, fièvre, frissons et fatique lorsque vous êtes dans la maison	Vos troubles sont peut-être ceux de la fièvre des humidificateurs, de l'hypersensibilité pulmonaire ou de la maladie des légionnaires	Contrôlez votre système de ventilation, surtout si c'est un système de climatisation (contamination possible par des bactéries ou des moisissures)
Malaises généraux, maux de tête, vertiges, fatigue chronique, troubles digestifs, problèmes neurologiques, pertes de mémoire, confusion mentale, difficultés de concentration, problèmes respiratoires, rhinites, asthme, oppression thoracique, problèmes musculaires, douleurs articulaires, sensibilité accrue aux odeurs.	Vous développez peut-être une sensibilisation aux produits chimiques multiples ou Multiple Chemical Sensitivity (MCS)	Vous développez peut-être une sensibilisation aux produits chimiques multiples ou Multiple Chemical Sensitivity (MCS) Dans ce cas, faites un check-up complet de votre domicile avec une recherche des sources de pollution, suivie d'un retrait des éléments en cause et d'une amélioration de votre ventilation si cette dernière manque d'efficacité.

FAUT-IL ANALYSER L'AIR DE VOTRE MAISON?

Réaliser une analyse exhaustive de tous les polluants pouvant se trouver dans l'air est une entreprise extrêmement coûteuse et complexe, hors de la portée de la grande majorité des particuliers. Ce sont en effet des centaines de molécules qu'il faut rechercher, présentes pour la plupart en quantités infinitésimales. D'où l'importance d'identifier les causes possibles de pollution afin de ne rechercher éventuellement par des analyses que les polluants que l'on a de bonnes chances de trouver. En fonction des réponses au questionnaire ci-dessus, on pourra procéder comme suit.

Quels polluants rechercher?

1. Dans tous les cas, commencer par vérifier la température et l'hygrométrie dans toutes les pièces habitées. La température souhaitable est de 18 à 20°C dans le séjour et le bureau, et de 15 à 16°C dans les chambres. L'hygrométrie doit être comprise entre 30 et 60%, et de préférence inférieure à 50%. La présence d'un hygromètre dans une maison est aussi indispensable que celle d'un thermomètre. Il en existe plusieurs types : à cheveux (c'est le modèle traditionnel), à fibres synthétiques, ou digital. Tous ces modèles sont fiables et d'une précision suffisante.

2. Si les éléments en bois, et en particulier la charpente, ont été traités, même plusieurs années auparavant, rechercher la présence de résidus de pesticides. Si le traitement est ancien, il y a toutes chances que les produits utilisés aient été du PCP et/ou du lindane. Si le traitement est relativement récent (moins de 5 ou 6 ans), d'autres matières actives ont été utilisées, probablement des pyréthrinoïdes.

3. Si la maison et les habitudes des occupants ne sont que partiellement ou pas du tout écologiques, la recherche des COV et du formaldéhyde peut se justifier.

4. Si l'air extérieur est particulièrement pollué, la recherche des particules et des COV peut être intéressante, mais elle est rendue difficile par la grande variabilité de la pollution de l'air extérieur.

5. S'il y a des indices d'une humidité excessive (présence visible et/ou odeur de moisissures, vêtements humides, condensation), on pourra rechercher la présence de moisissures et éventuellement de mycotoxines, mais l'élimination des causes et une meilleure ventilation sont souvent suffisants.

6. Si certains occupants ont des problèmes d'allergie ou sont asthmatiques, rechercher tous les polluants biologiques (acariens, poils d'animaux, pollen, etc.).

Quelles méthodes d'analyse utiliser?

Les techniques d'analyse sont très différentes selon le type de polluants recherché.

- **Produits de traitement du bois et autres pesticides** : analyser l'air est difficile et coûteux ; mieux vaut faire analyser la poussière, les molécules de pesticides émises dans l'atmosphère par le bois, moins volatiles que les COV, finissant par y être piégées.
- **Formaldéhyde et COV** : la méthode habituelle est celle des tubes passifs, que l'on place dans la pièce pendant une semaine, au cours de laquelle un tube poreux capte les molécules polluantes présentes dans l'air ; le tube est ensuite envoyé dans un laboratoire pour analyse.
- **Moisissures** : les prélèvements doivent être faits par un laboratoire spécialisé. Mais les moisissures sont faciles à détecter, visuellement ou par l'odeur, et l'analyse ne s'impose que dans certains cas.
- **Acariens** : on trouve en pharmacie un test (Acarex) qui permet de rechercher la présence d'acariens, et d'évaluer le niveau d'infestation.
- **Particules** : leur recherche nécessite un appareil de mesure spécial, basé sur une mesure optique (avec un néphélomètre) ou sur une micropesée (appareil TEOM). Le premier type d'analyse est moins coûteux mais moins précis que le second. Cependant, ce type d'analyse ne permet pas de distinguer les différentes catégories de particules (émissions des moteurs diesels, produits de combustion, spores de moisissures, autres particules d'origine biologique).

En France, faire une analyse complète de l'air de sa maison relève du parcours du combattant. La seule mesure facile à réaliser et peu coûteuse est celle des acariens, grâce au test Acarex. Pour le reste, on trouvera page 183 quelques adresses d'organismes et de laboratoires pouvant effectuer certaines analyses. Mais, fort heureusement, les analyses sont loin d'être toujours nécessaires. Un bon diagnostic des sources de pollution, leur élimination dans la mesure du possible et une amélioration de la ventilation sont souvent suffisants.

L'ambulance verte : la Belgique et le Luxembourg donnent l'exemple

Heureux Belges et Luxembourgeois ! Ils ont des médecins compétents en matière de santé environnementale, et si un patient qui vient les consulter présente des troubles qui pourraient être imputables à la pollution de l'air intérieur, le médecin demande une expertise du logement, incluant, si nécessaire, l'analyse des principaux polluants. Cette expertise est réalisée gratuitement par un organisme public (voir page 183). Cette procédure a été baptisée « l'ambulance verte ».
Un système analogue existe en Allemagne, qui a été le pays pionnier en la matière. Dans ce pays, seuls les médecins ayant effectué une formation de 200 heures en médecine environnementale sont habilités à délivrer ce type d'ordonnance. L'intervention, réalisée par un organisme privé, est remboursée par la sécurité sociale. Les particuliers qui ne veulent pas passer par un médecin peuvent s'adresser directement à cet organisme, mais dans ce cas l'expertise est payante. En France, une nouvelle formation a vu le jour depuis peu : celle de Conseiller Médical en Environnement Intérieur (CMEI)

ÉVALUEZ LA QUALITÉ DE L'AIR AVANT DE LOUER OU D'ACHETER

Lorsqu'on achète une maison ou un appartement, on peut prévoir d'y faire certains travaux pour améliorer la qualité de l'air intérieur.
Lorsqu'on loue, les possibilités sont beaucoup plus limitées, d'où l'intérêt d'évaluer la qualité de l'air que l'on respirera.
Faute de pouvoir faire des analyses, voici quelques conseils de bon sens avant toute décision:

- Examiner les risques de pollution de l'air extérieur : circulation automobile, usines, élevages industriels, cultures intensives ;
- En ville, préférer les étages supérieurs, où l'air extérieur est moins pollué que près du sol ;
- À l'extérieur comme à l'intérieur, se servir de son odorat : se méfier des odeurs, quelles qu'elles soient. À l'extérieur, toute odeur désagréable ou anormale signale la proximité d'une source de pollution. À l'intérieur, les odeurs de « neuf », de peinture fraîche, de produits chimiques, de moisi, doivent inciter à la méfiance ;
- Éviter les maisons neuves, sauf si elles sont écologiques, et les appartements « refaits à neuf » ;
- Vérifier la présence d'un système de ventilation, naturel ou mécanique ;
- En l'absence de ventilation existante et s'il s'agit d'une location, regarder s'il est possible d'en installer une sans trop de frais et s'enquérir de l'accord du propriétaire ;
- Préférer le parquet aux moquettes, et éviter absolument les moquettes neuves ;
- Éviter les parquets vitrifiés, surtout si la vitrification est récente ;
- Éviter les murs tapissés de tissus, surtout si la pose de ces derniers est récente ;
- Rechercher les éventuelles traces de moisissure, et plus généralement d'humidité ;

- Éviter les maisons ou les appartements où le soleil pénètre peu, soit parce qu'ils sont mal orientés, soit parce que les fenêtres sont trop petites ou trop peu nombreuses ;
- Vérifier si possible la nature de l'isolant et la qualité de sa pose ;
- S'il y a des poutres apparentes ou un grenier aménagé, essayer de savoir de quand date le dernier traitement, et avec quoi il a été effectué.

5 *Comment* RESPIRER *un air pur* CHEZ SOI

- *Faire les bons choix au moment de construire ou de rénover.*
- *Faire les bons choix, dans la vie quotidienne.*
- *De l'air, de l'air…*
- *Peut-on purifier un air pollué ?*

FAIRE LES BONS CHOIX AU MOMENT DE CONSTRUIRE OU DE RÉNOVER

«Mieux vaut prévenir que guérir.» Cette prévention doit commencer par une information aussi large que possible du public, des candidats à la construction et des architectes. Ces derniers doivent notamment nous guider dans le choix de matériaux sains et veiller à leur bonne mise en œuvre et, plus particulièrement, à la bonne exécution des systèmes de ventilation. Nous limiterons les risques également en modifiant nos pratiques domestiques dans la vie quotidienne.

Bien choisir le site et la conception architecturale

Le choix du site d'implantation d'une nouvelle maison peut avoir une influence non négligeable sur la qualité de l'air que l'on va y respirer.

- Le terrain doit se trouver à l'écart de toute zone de pollution extérieure, qu'elle soit chimique, sonore ou olfactive : zone industrielle, voies à grande circulation, centrales thermiques, incinérateurs d'ordures ménagères, pollution agricole (odeurs, pesticides, poussières), décharges à ciel ouvert, etc.
- Il ne doit pas se trouver sur une ancienne décharge ou sur un ancien site industriel pollué ; les risques d'émanations ou de radiations toxiques dues aux déchets enfouis sont alors importants.
- Choisir un terrain sec et bien drainé ; l'humidité, outre les dégâts causés à la structure, risque de favoriser le développement de contaminants biologiques.
- Il est important de se renseigner sur la nature du sous-sol et les émissions possibles de radon si le sol est granitique ou uranifère.

En matière de conception architecturale, il est essentiel qu'une bonne ventilation soit prévue dès le départ. Par ailleurs, une attention particulière doit être portée à certaines pièces de la maison, notamment au

sous-sol et au garage. Mal conçus, ils deviennent très rapidement des sources de pollution importantes. L'étanchéité du sous-sol doit être bien exécutée pour éviter toute remontée d'humidité et de radon. Pour les mêmes raisons, vide sanitaire et sous-sol doivent être très bien ventilés. Les risques de pollution sont accrus si le garage se trouve en sous-sol. Mieux vaut donc privilégier un garage attenant à la maison, ou mieux, totalement indépendant. Un trop grand cloisonnement de la maison est à éviter – des pièces moins nombreuses mais de plus grand volume favoriseront une meilleure circulation de l'air –, ainsi que des plafonds trop bas.
Si l'on opte pour un système de ventilation mécanique, le système à double flux semble le mieux adapté en termes de pollution de l'air. Mettant la maison en légère surpression, il permet d'éviter différents courants d'air parasites pollués. La cheminée ne doit pas refouler, d'où l'importance du bon dimensionnement de son foyer et de son conduit. Il est très important que les bouches d'aspiration du système de ventilation ne puissent pas être polluées par les gaz d'évacuation de la cheminée. Il est donc impératif de veiller à leur bonne implantation.

Bien choisir les matériaux

La pollution de l'air intérieur étant liée en grande partie à la nature des matériaux utilisés, il faut privilégier les matériaux naturels, très peu émissifs en substances polluantes.

Les murs

Le choix des matériaux pour les murs est vaste : brique de terre cuite alvéolée (brique monomur), ossature bois avec divers remplissages, bois massif, terre crue. À l'inverse des parpaings ou du béton, tous ces matériaux sont « respirants », c'est-à-dire que l'humidité, et avec elle la majeure partie des polluants, est capable de les traverser et donc de s'échapper vers l'extérieur. Il est essentiel de bien concevoir, avec un spécialiste, les différents composants du mur (élément porteur, isolants, enduits) afin d'éviter une condensation de l'eau à l'intérieur du mur, ce qui le détériorerait, et la présence d'une barrière imperméable à la vapeur d'eau (par exemple un enduit en ciment à l'extérieur), qui bloquerait l'évacuation de la vapeur d'eau. De plus les murs respirants assurent, à des degrés divers selon les matériaux utilisés, la régulation de l'hygrométrie dans la maison : lorsque cette dernière est élevée, ils absorbent une partie de la vapeur d'eau contenue dans l'air, et la restituent lorsque l'air intérieur devient plus sec. La brique de terre cuite monomur est à ce titre un des matériaux les plus intéressants, ainsi que le bois. La terre crue (brique compressée ou pisé) est également très performante, mais sa mise en œuvre est plus coûteuse et doit faire appel à des spécialistes, peu nombreux.

L'hygrométrie idéale pour l'être humain se situant aux environs de 50 % d'humidité relative, sa régulation naturelle s'obtiendra par l'utilisation de matériaux à fort volant hygroscopique – comme la terre cuite – qui permettent en outre, grâce à leur forte inertie, de maintenir dans la maison la fraîcheur en été et la chaleur en hiver.

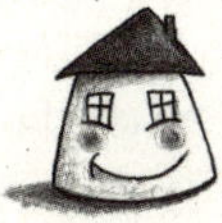

VIVE les murs qui respirent: ils laissent échapper l'humidité et de nombreux polluants

Le bois est, comme la brique alvéolée, un très bon choix. Bon isolant thermique et phonique et matériau renouvelable, il correspond à tous les critères exigés par l'habitat écologique. C'est un très bon régulateur hygrométrique et sa radioactivité est nulle. Malheureusement, trop souvent dénaturé par les divers traitements chimiques qu'on lui fait subir – insecticides, fongicides, peintures, lasures et vernis de toutes sortes – il peut devenir un des matériaux les plus nocifs de la maison. On utilisera de préférence des essences naturellement résistantes, ne nécessitant aucun traitement : chêne, châtaignier, red cedar, mélèze, pin douglas, etc. Les bois résineux utilisés en intérieur ne nécessitent aucun traitement fongique s'ils ne se trouvent pas dans des zones humides comme la salle de bains ou la cuisine.

L'idéal est de recourir le moins possible aux bois collés et agglomérés, aux panneaux de particules et aux contreplaqués tant que la réglementation française n'imposera pas, comme dans de nombreux pays, de limitations pour leurs émissions en formaldéhyde. Si on les utilise malgré tout, il est important de vérifier que les colles employées sont naturelles ou en accord avec les normes européennes E1 relatives aux émissions de formaldéhyde.

L'isolation

En raison des incertitudes qui entourent la laine de verre et la laine de roche, on ne peut que recommander la prudence et le recours dans la mesure du possible à d'autres types d'isolants.
Si toutefois on doit les utiliser, ces produits devront être parfaitement contenus et isolés des pièces habitables et en aucun cas mis en vrac dans les faux plafonds ou dans les gaines techniques : le moindre courant d'air parasite se chargerait de véhiculer leurs particules nocives dans l'air ambiant.
Il existe de nombreux matériaux de remplacement tout à fait naturels tels que le chanvre, le lin, le liège, etc.

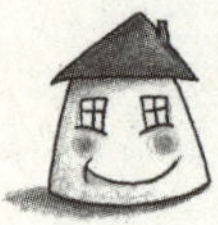

VIVE les isolants végétaux: ils n'émettent pas de substances polluantes

Le chanvre : En raison de ses multiples qualités, le chanvre suscite un intérêt croissant dans de nombreux pays. Il résiste à l'humidité, constitue un bon régulateur hygrométrique et permet aux murs de respirer. Associé à la chaux, il a de bonnes qualités acoustiques, n'est attaqué ni par les insectes ni par d'autres nuisibles et ne produit pas de poussières. Ne libérant aucune substance toxique, le chanvre est un isolant particulièrement sain. Vendu sous forme de panneaux, il peut être utilisé pour l'isolation des toitures, des murs et des sols. En vrac, on le déverse dans les vides des constructions, sur les planchers, dans les combles et dans les cloisons de doublage. Associé avec un liant comme la chaux hydraulique naturelle, on l'utilise pour réaliser des dalles isolantes en étage, pour remplir des ossatures bois ou doubler des murs.

Le liège : Le liège est un matériau écologique cent pour cent naturel. Produit à partir de l'écorce du chêne-liège et aggloméré sous pression et à chaud, sa résine naturelle – la subérine – évitant l'apport de colles toxiques, le liège expansé constitue un très bon isolant, imputrescible et incombustible. En plaques, il est utilisé pour l'isolation thermique des toitures, des greniers, des murs, des planchers ainsi que pour l'isolation acoustique des planchers intermédiaires et des murs par l'extérieur. Insensible aux parasites et aux rongeurs, il résiste à la flexion et à la compression. On peut l'utiliser en vrac sous forme de granulés pour le remplissage des planchers, des doubles cloisons et pour la fabrication de chapes légères et isolantes.

La laine de cellulose : Obtenue à partir de journaux et de papiers recyclés et sans adjuvants toxiques, la laine de cellulose est un excellent isolant, autant thermique que phonique. Les fibres de cellulose étant biopersistantes dans les poumons, son utilisation en vrac doit cependant être faite avec prudence. Un traitement aux sels de bore peut être nécessaire pour lui éviter d'être attaquée par les rongeurs.

Le lin : Produit naturel utilisé de longue date, le lin est un très bon isolant thermique et phonique. Sous forme de rouleaux de filasse, ignifugé avec des sels de bore, il est utilisé pour l'isolation des toitures, des planchers, des plafonds et des cloisons. En vrac, il permet d'isoler entre les solives et dans les endroits difficiles d'accès.

La vermiculite et l'argile : Produits à partir de minéraux concassés et chauffés pour leur enlever toute leur humidité et pour les expanser, ces matériaux isolants sont imputrescibles et ininflammables. On ne leur connaît pas de toxicité. Ils existent en vrac ou en panneaux.

Le verre cellulaire : Il s'agit d'un matériau expansé, obtenu à partir des matières premières du verre et éventuellement de verre de récupération expansés à haute température en présence d'une petite quantité de carbone. C'est un matériau léger, insensible au feu et à l'humidité, incompressible et présentant de bonnes qualités isolantes. On l'utilise notamment pour isoler les parois enterrées et les toitures-terrasses. Il se présente sous forme de panneaux d'épaisseur et de dimensions variables.

Les fibres de bois : Les panneaux de fibres de bois fabriqués sans liant ni additif, par activation de la propre résine du bois, sont utilisés comme isolants thermiques et phoniques pour les toitures et les planchers. Ne contenant aucune colle, ils ne libèrent pas de formaldéhyde.

Les revêtements de sol

Comme nous l'avons vu précédemment, les revêtements de sol conseillés en habitat écologique sont :

- Le parquet et le plancher, à la condition qu'ils soient en bois massif, non traités et cloués sur lambourdes ou flottants ;
- Les revêtements minéraux : terre cuite, grès, pierres naturelles ;
- Le linoléum véritable ;
- Les revêtements en fibres naturelles (coco, sisal).

Les moquettes sont, d'une manière générale, à éviter, à la fois parce que pour la plupart elles émettent des polluants, et parce que ce sont des « pièges » dans lesquels les divers polluants de l'air intérieur viennent se fixer pour être ensuite réémis dans l'air. Les moquettes en laine non traitées peuvent être utilisées, mais elles restent des pièges à molécules chimiques et risquent d'être attaquées par des insectes indésirables. Elles exigent de plus beaucoup d'entretien.

Les enduits naturels

Le plâtre : Obtenu par chauffage du gypse naturel, le plâtre est un matériau neutre donc non polluant, mais encore faut-il qu'il soit utilisé à l'état naturel, sans additifs, notamment sans ralentisseur de prise. Une cloison de doublage en brique de terre cuite revêtue d'un plâtre naturel est préférable aux panneaux de plâtre. Ces derniers, prêts à poser, sont constitués d'un sandwich de plâtre qui n'est pas toujours naturel et d'un revêtement cartonné collé. Or, qui dit colle dit généralement émanation de formaldéhyde. Les plâtres fabriqués à partir de gypses synthétiques tels que le phosphogypse, un sous-produit du traitement des phosphates naturels par l'acide sulfurique, peuvent être légèrement radioactifs. Ils sont à proscrire.

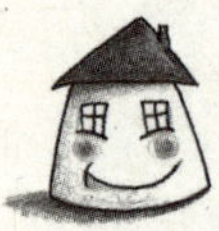

VIVE la chaux: elle laisse les murs respirer, et en plus elle est belle

La chaux : La chaux est un matériau naturel utilisé pour la fabrication de mortiers et d'enduits d'excellente qualité. Elle peut également servir de liant pour la fabrication de mortiers et de bétons légers de granulats de chanvre. Seules les chaux naturelles sont recommandées. La chaux hydraulique artificielle (XHA), issue de l'appauvrissement en calcaire non cuit d'un ciment artificiel, est à proscrire en écoconstruction.

- **La chaux naturelle aérienne (CL ou DL)** : Encore appelée fleur de chaux ou chaux grasse, elle s'utilise pure et sans adjuvants pour les enduits. Délayée dans de l'eau et pigmentée par des pigments naturels, elle permet d'obtenir des badigeons et d'imperméabiliser les murs tout en les laissant respirer.
- **La chaux hydraulique naturelle (XHN ou NHL)** : Elle trouve son utilisation comme liant dans la fabrication de mortiers gras très souples. Ses caractéristiques sont excellentes en raison de son très bon pouvoir

hygrométrique qui la rend perméable à l'air et à la vapeur d'eau, permettant ainsi l'évacuation de l'humidité intérieure due à la condensation. Les qualités antiseptiques du lait de chaux sont connues depuis longtemps et le badigeonnage des murs empêche la prolifération des moisissures tout en asséchant l'atmosphère des lieux humides.

Les peintures

Parmi les travaux de bricolage, c'est certainement à ceux de peinture que la notion de prévention s'applique le mieux. Nous avons vu qu'en raison de leur composition, la plupart des peintures classiques, qu'elles soient à l'huile ou à l'eau, pouvaient contribuer fortement à la pollution de l'air dans la maison. Alors pourquoi ne pas les remplacer par des peintures naturelles ? Ne contenant pas d'hydrocarbures aromatiques ni de substances telles que les éthers de glycol ou certains métaux lourds comme le cadmium ou le chrome, elles ne sont pas toxiques.

On trouve dans certains magasins de matériaux écologiques de nouvelles gammes de peintures fabriquées à partir de produits naturels, d'origine minérale (terre de sienne, ocre, craie, talc, etc.), animale (cire d'abeille, gomme-laque, caséine, etc.) ou végétale (huile de lin, huiles essentielles, colophane, gomme arabique, etc.). Leurs liants sont des résines naturelles (mélèze, pin, propolis, etc.) et des huiles végétales. Leurs solvants sont de l'essence de térébenthine ou des terpènes d'agrumes (oranges et citrons) et leurs pigments sont essentiellement d'origine végétale : cochenille ou santal pour le rouge, indigo pour le bleu, brou de noix pour le brun, réséda pour le jaune.

Voici à titre d'exemple la composition d'une peinture naturelle : caséine, chaux, craie, argile, kaolin, cellulose, talc, phosphate de sodium, pigments naturels de terre.

Si le choix d'une peinture non toxique est capital, quelques mesures de précaution élémentaires doivent néanmoins être prises lorsque lors de l'application de celles d'entre elles qui contiennent des solvants : porter un masque et des gants pour éviter toute inhalation ou tout contact des solvants avec la peau, aérer au maximum les pièces où l'on travaille, bien refermer les pots après usage, laisser sécher plusieurs semaines si nécessaire avant tout emménagement, plus particulièrement si c'est une chambre d'enfant, ne pas dormir dans une chambre qui vient d'être repeinte. À défaut de peintures naturelles, utiliser des peintures certifiées NF environnement, moins polluantes que les autres.

Le traitement du bois

Nombreux sont les « heureux » propriétaires de maisons à ossature bois qui sont persuadés que leurs nouvelles demeures sont des plus écologiques parce que tout en bois. Hélas, bien souvent ils font erreur car ces bois sont presque toujours traités par des produits de préservation toxiques. Autrefois, on ne traitait pas les bois et pourtant nous trouvons encore à ce jour des charpentes vieilles de plus de cent ans en parfait état de conservation. Il est vrai qu'à l'époque, n'étaient utilisés que des bois durs et nobles comme le chêne, le châtaignier, et très peu de résineux, beaucoup moins résistants. Les bois étaient coupés à des périodes très précises et séchés naturellement avant leur utilisation. Ce n'est plus le cas aujourd'hui, consommation et rendement obligent.

Par quoi le bois est-il attaqué ?

Deux familles d'agents biologiques, les insectes et les champignons, attaquent le bois :

- **Des insectes** : termites, vrillettes, lyctus, capricornes, fourmis, xylocopes violets ;
- **Des champignons** : mérule et autres.

Les insectes peuvent être xylophages (termites) et à larves xylophages (vrillettes, lyctus, capricornes) s'ils se nourrissent du bois, ou non xylophages s'ils ne se nourrissent pas du bois mais y creusent des galeries pour y pondre leurs œufs (fourmis, xylocopes).

La présence d'insectes dans le bois est décelable par les vermoulures que l'on peut observer sur le bois lui-même ou à son aplomb ainsi que par les trous qui y sont creusés et qui ne sont que les orifices d'envol des insectes.

Les termites s'attaquent à la plupart des essences. Ils vivent le plus souvent enterrés en raison de leur besoin constant en humidité. Les capricornes ne s'attaquent qu'aux résineux, et les lyctus aux aubiers de certaines essences de feuillus, alors que la vrillette s'attaque à pratiquement toutes les essences.

En ce qui concerne les champignons, on en distingue deux catégories : les champignons de coloration, qui sont responsables du bleuissement du bois, et les champignons lignivores qui provoquent sa pourriture lorsque son taux d'humidité est supérieur à 21%. Les champignons ne se développent que sur un bois anormalement humide et à une température favorable. Leur présence se traduit par un bois feutré, décomposé en fibres, un bois bleui ou coloré par des bandes rougeâtres ou grises et des zones blanches ou jaunes (mérule). La mérule, l'un des champignons les plus redoutables pour le bois, ne peut survivre très longtemps dans des bois dont l'humidité n'atteint pas 21%.

Si la nécessité de traiter certains bois ne fait aucun doute, les produits chimiques utilisés présentent cependant des risques pour la santé et l'environnement. En effet, la plupart des produits de traitements sont composés d'insecticides ou de fongicides, le plus souvent les deux, qui ont le potentiel d'affecter la santé de l'homme. Les produits de préservation ont largement fait appel ces dernières décennies à des insecticides et à des fongicides très toxiques comme le pentachlorophénol, le lindane, l'aldrine, l'endrine, la dieldrine, pour n'en citer que quelques-uns. Du fait de leur toxicité reconnue, ces substances ont fort heureusement pratiquement disparu des compositions actuelles. Si certaines sont encore autorisées, notamment en France, elles sont cependant sévèrement réglementées.

Cependant, les insecticides et les fongicides utilisés peuvent continuer à se dégager du bois des années après son traitement, et le fait que la charpente ait été traitée plusieurs années auparavant ne met pas nécessairement à l'abri des ennuis. Le danger est d'autant plus réel que les bois traités se trouvent à l'intérieur des pièces habitées, séjour, chambres ou grenier aménagé.

La composition des produits de traitements du bois

Un produit de traitement est composé de plusieurs ingrédients : des matières dites « actives » (l'insecticide et le fongicide proprement dits), des matières « inertes » ou adjuvants : agents de fixation, résines, etc., moins nocives, et un liquide vecteur : eau ou solvant organique qui aide à la pénétration des substances actives dans le bois. La toxicité du produit dépend donc de celle de chacun de ses constituants et bien entendu de leur concentration.

Les matières actives utilisées pour la protection du bois sont issues de trois groupes de substances chimiques :

- **Les produits chimiques organiques de synthèse,** dont font partie le PCP (pentachlorophénol) et le lindane, mais aussi les pyréthrinoïdes, qui les ont remplacés dans la plupart des cas ;
- **Les produits chimiques inorganiques,** à base d'arsenic (ACC, arséniate de cuivre chromaté ; ACA, arséniate de cuivre ammoniacal ; ACZ, arséniate de cuivre-zinc) ou de sels de bore ;
- **La créosote,** dont les principaux constituants sont des hydrocarbures polycliques (HAP).

On peut classer les formulations commerciales en cinq familles :

- **Les solutions organiques** : ces produits contiennent une ou plusieurs matières actives, un solvant de type white-spirit ou produit pétrolier lourd représentant 90 à 95 % du poids, et des adjuvants de fixation et de stabilité des matières actives ;
- **Les sels hydrosolubles** : ils se présentent sous forme de poudres à dissoudre dans l'eau au moment de leur utilisation ou sous forme de solution aqueuse. Ces sels minéraux à propriété biocide dérivés de l'arsenic, du bore, du fluor ou du cuivre sont fixés par l'adjonction de sels de chrome (ACC, ACA et ACZ). Les bois extérieurs de teinte verdâtre que l'on peut apercevoir dans les jardins, sur les aires de jeux ou de pique-nique sont traités avec ces produits arsenicaux. Dans son avis du 13 juin 2000, le Conseil supérieur d'hygiène publique de France recommande l'interdiction des bois traités par ces produits arsenicaux pour les équipements des aires de jeux pour enfants. Ils sont totalement interdits aux États-Unis ;
- **Les produits de distillats de la houille** : bien qu'ils soient classés dans la catégorie des produits dits « naturels », ces produits (créosotes) n'ont de naturel que le nom ! Ils sont réservés aux applications extérieures : bois exposés aux intempéries ou en contact avec le sol, traverses de chemin de fer, poteaux de téléphone, clôtures, etc. Ils sont toxiques par les impuretés qu'ils contiennent : crésols, phénols, HAP* ;
- **Les lasures à base de solvants organiques** : elles sont destinées à protéger le bois des intempéries (résines), à lui donner un aspect décoratif (pigments) et à le traiter contre les champignons et les insectes ;

- Les émulsions aqueuses : leurs matières actives sont dispersées dans l'eau ou dans un mélange eau-alcool.

Le traitement préventif est généralement réalisé en usine avant la livraison des matériaux, et le plus souvent dans des installations fixes plus ou moins automatisées. Aussi, avant tout achat de bois prétraité, faut-il exiger du vendeur des précisions sur le nom du produit utilisé et sur sa concentration en insecticide et en fongicide. On exigera également de l'architecte ou du constructeur un certificat de traitement de la charpente et une information sur la nature des produits utilisés, ainsi qu'une fiche de sécurité des produits.

Est-il nécessaire de traiter le bois ?

La nécessité de traiter le bois dépend de son utilisation. Sera-t-il exposé directement aux intempéries et aux UV ou en contact avec le sol ? Risque-t-il d'être humidifié ? Les champignons ne se développent que sur des bois dont le taux d'humidité est supérieur à 20 %, alors qu'une charpente normalement protégée n'a qu'un taux d'humidité de 13 à 14 %. Même à l'extérieur, un bois dépasse rarement 18 % d'humidité s'il n'est pas directement exposé aux intempéries.
À l'intérieur d'une maison normalement chauffée et ventilée, un traitement fongique préventif des menuiseries et de la charpente est inutile si le bois est à l'abri de l'humidité.

Les alternatives aux produits de traitement toxiques

Si l'on doit se résoudre à traiter du bois parce qu'il est attaqué ou qu'il risque de l'être, on optera pour les produits les moins toxiques, les sels de bore ou, à la rigueur, pyréthrinoïdes. Par ailleurs, on préférera les formules hydrosolubles aux solvants organiques, plus toxiques.

Les pyréthrinoïdes sont des substances chimiques de synthèse dont la structure a quelques analogies avec celle des pyrèthres naturels. Leur toxicité est relativement faible pour les mammifères si on la compare à celle des organophosphorés et des organochlorés.
Parmi les pyréthrinoïdes, les plus utilisées sont les cyperméthrines et les perméthrines. En raison de leur plus grande stabilité, elles sont peu volatiles et donc moins polluantes que les autres. Actives à de faibles doses

contre les insectes, elles sont très utilisées actuellement comme matières actives dans de nombreuses compositions de produits de traitement des bois. Elles n'en restent pas moins des pesticides chimiques non dépourvus de toxicité et leur utilisation ne doit constituer qu'un pis-aller.

Pour les bois qui ne sont pas exposés aux intempéries, les sels de bore ou borates constituent les produits de préservation les plus satisfaisants, en raison de leur très faible toxicité.
Les bois peuvent être traités en autoclave sous pression, mais on peut également appliquer les borates par badigeonnage sur un bois humidifié permettant ainsi au produit de bien pénétrer. Toutefois, les sols de bore sont lessivés par les pluies et ne conviennent donc pas en extérieur.

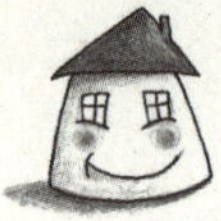

Vive le bois rétifié: traité par la chaleur, il est inattaquable par les insectes

De nouvelles techniques commencent à se faire jour, notamment le traitement thermique du bois qui consiste à le chauffer à haute température, environ 230°C, pendant six à douze heures selon l'essence, son épaisseur, son degré d'humidité et l'usage auquel il est destiné. Le bois ainsi chauffé – appelé bois rétifié – ne nécessite aucun traitement chimique car les nutriments sont dégradés par la cuisson.
Il n'absorbe pas l'humidité, sèche rapidement et garde une bonne stabilité dimensionnelle. Seul désavantage, il brunit et perd 13% de son élasticité et n'est donc pas recommandé pour les structures de toiture, mais il convient parfaitement pour les jardins, hormis les aires de jeux, et pour les revêtements extérieurs.

En conclusion, la meilleure prévention consiste à n'utiliser que du bois sec et à le protéger avec des produits non toxiques si cela s'avère indispensable. Dans les pièces sèches et chauffées, l'utilisation d'un fongicide n'est pas nécessaire. Toujours en intérieur, un traitement préventif aux sels de bore est recommandé si le bois risque d'être humidifié. Utilisé en extérieur, le bois, s'il n'est pas d'une essence durable comme le chêne, le châtaignier, le red cedar, le mélèze ou le pin douglas, peut être traité, à la rigueur, par des produits à base de pyréthrinoïdes de synthèse. Si le bois nécessite un traitement curatif, on pourra également utiliser des produits à base de pyréthrinoïdes, la perméthrine exceptée à cause de son manque de stabilité.

Conseils pratiques

Si l'on doit, malgré tout, manipuler soi-même des produits de traitement du bois, on suivra scrupuleusement les recommandations faites aux professionnels :

- porter un équipement de protection complet,
- choisir un local aéré,
- ne pas traiter par temps chaud,
- ne pas brûler les chutes,
- laver les vêtements de travail après avoir traité,
- se laver les mains après manipulation des produits ou du bois traité,
- ne pas traiter du bois pouvant être ultérieurement en contact avec des aliments.

FAIRE LES BONS CHOIX DANS LA VIE QUOTIDIENNE

Choisir judicieusement des matériaux de construction non polluants et opter pour une ventilation performante, c'est faire un grand pas dans le sens de la prévention.
Mais ces premières mesures, aussi capitales soient-elles, ne sont pas suffisantes. Nous avons vu que les différentes activités que sont l'entretien et le ménage, la cuisine et le bricolage contribuent elles aussi à la pollution de l'air dans les logements.

Les substances à éviter

Commençons par bannir de nos placards tout produit qui pourrait contenir les substances suivantes :

- Paradichlorobenzène ou naphthalène (boules antimites, désodorisants de toilettes) ;
- Trichloréthylène (détachants) ;
- Lindane, chlordane, chlorpyrifos, dichlorvos, perméthrine, cyperméthrine (insecticides, plaquettes antimoustiques, diffuseurs électriques, bombes aérosol) ;
- Éthers de glycol (nettoyants pour vitres, dégraissants, savons liquides) ;
- Perchloréthylène (nettoyants de moquette, nettoyage à sec) ;
- Dichlorométhane ou chlorure de méthylène (décapants de peintures, peintures en aérosol) ;
- Soude caustique (déboucheurs d'évier et de lavabo, décapants de four).

Des produits à redécouvrir

Il est difficile de s'y retrouver parmi les produits traditionnels et les innombrables trucs qui nous sont proposés en remplacement de produits polluants du commerce. En voici quelques-uns qui ont depuis longtemps fait leurs preuves.

- Le vinaigre blanc : détartrant efficace, c'est aussi un produit de nettoyage, notamment pour le verre, les métaux, les taches d'humidité.
- Le jus de citron : ses usages sont proches de ceux du vinaigre. Il est également efficace contre certaines taches (voir plus loin).
- Le savon noir : c'est un produit de nettoyage classique, notamment pour les carrelages, les taches de cambouis, etc.
- Les cristaux de soude (carbonate de sodium) : on les utilise aussi bien pour venir à bout des casseroles attachées que pour lessiver les murs ou nettoyer les sols. À ne pas confondre avec la soude caustique, à bannir car très toxique.
- Le bicarbonate de soude : il est surtout connu pour ses usages culinaires (poudre à lever, cuisson des légumineuses), voir médicinaux (aigreurs d'estomac). Mais il est également intéressant comme produit nettoyant, notamment pour les endroits en contact avec des produits alimentaires : frigo, plan de travail, évier. Il a également une action désodorisante.
- Le borax (tétraborate de sodium) : utilisé comme produit de traitement du bois, c'est également un détergent, un désinfectant et un agent de blanchiment. Il est particulièrement efficace contre les moisissures.

Pour laver le linge

- Si le linge est très sale, le laisser tremper, avant lavage, pendant une trentaine de minutes dans une eau chaude dans laquelle on aura dilué une 1/2 tasse de cristaux de soude.
- Si les vêtements sont tachés par des aliments, les laisser tremper dans un seau d'eau dans lequel on aura fait dissoudre des pastilles qui servent à nettoyer les appareils dentaires. Cela est particulièrement efficace pour les taches de lait sur les vêtements de bébés.
- Pour laver à la main, le savon de Marseille reste encore ce qu'il y a de mieux !
- Pour augmenter l'efficacité du lavage, ajouter une tasse de bicarbonate de soude, de vinaigre blanc ou de borax avant lavage ;
- Utiliser une lessive sans phosphates ni tensio-actifs de synthèse, ni colorant, ni substances parfumées ;
- Pour blanchir le linge, remplacer l'eau de Javel par des cristaux de soude ou de l'eau oxygénée ;

- En cas d'utilisation d'eau de Javel, diminuer de moitié la dose préconisée et ajouter une 1/2 tasse de bicarbonate de soude ou de borax par lessive.
- Pour rafraîchir et assouplir des vêtements en fibres naturelles, ajouter une tasse de vinaigre ou 1/4 de tasse de bicarbonate de soude au moment du dernier rinçage
- Pour éviter tout effet statique sur le linge en fibres synthétiques, le sortir du sèche-linge avant qu'il ne soit complètement sec.

Pour éliminer les taches

- Taches de sang, de chocolat, de café, de rouille, d'urine : éponger immédiatement avec de l'eau froide. Appliquer sur la tache un mélange de borax et d'eau (1/4 de tasse de borax pour 2 tasses d'eau). Laver avec de l'eau froide et rincer. On peut également imprégner la tache avec de l'eau oxygénée, laisser agir pendant 2 minutes et laver. Faire d'abord un essai car l'eau oxygénée peut décolorer le tissu.
- Taches de fruits : laisser tremper dans l'eau froide pendant 30 minutes. Frotter ensuite ce qui reste de la tache avec du savon et laver. On peut également frotter avec du vinaigre ou utiliser du jus de citron avant d'exposer le tissu au soleil.
- Taches de gras : appliquer sur la tache une pâte faite avec de la farine de maïs et de l'eau et brosser quand c'est sec. Autre solution : imprégner la tache de bicarbonate de soude, laisser absorber et brosser.
- Taches d'encre : elles sont très difficiles à enlever. Essayer avec du lait ou de l'alcool.
- Rouge à lèvres : frotter la tache avec une matière grasse pour dissoudre la couleur et rincer avec un mélange de cristaux de soude dissous dans de l'eau chaude pour enlever cette matière grasse. Laver ensuite dans une eau savonneuse.
- Taches d'huile : frotter la tache avec de la craie avant de laver.
- Taches de transpiration : elles sont très résistantes. Essayer avec un mélange faiblement dosé de vinaigre blanc ou de jus de citron et d'eau.

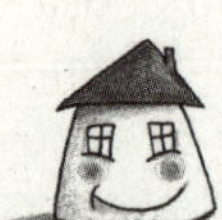

VIVE les produits naturels pour détacher: ils ne contiennent pas de solvants chimiques

- Taches de rouille : humecter la tache avec du jus de citron. Saupoudrer de sel et exposer 2 jours au soleil.
- Taches de thé : tendre le tissu au-dessus d'un récipient et verser de l'eau bouillante sur la tache. Laver ensuite comme d'habitude.
- Taches de vin : absorber le vin avec une serviette en papier et appliquer de l'alcool à 90°, du borax ou du vinaigre blanc sur la tache.

Pour l'entretien de la maison

Pour nettoyer, cirer, lustrer les meubles et les sols

- Nettoyer les dalles en vinyle et le linoléum avec de l'eau chaude mélangée à du vinaigre blanc et à des cristaux de soude (4 à 5 litres d'eau, 1/4 de tasse de vinaigre, 1/4 de tasse de cristaux de soude).
- Nettoyer les boiseries et les parquets peints ou vernis avec un mélange de cristaux de soude et d'eau chaude (1 cuillerée à thé pour 4 litres d'eau). Rincer à l'eau claire et sécher aussitôt.
- Nettoyer les planchers vernis avec un vernis au polyuréthane avec un mélange de vinaigre blanc et d'eau (1/4 de tasse pour 4 litres d'eau).
- Encaustiquer les bois non vernis avec de l'huile d'amande, de noix ou d'olive. Faire bien pénétrer et enlever l'excédent. On peut également utiliser un mélange d'huile d'olive et de jus de citron (1 litre d'huile d'olive pour 1/2 litre de jus de citron).
- Utiliser de la cire d'abeilles sans adjonction de solvants pétroliers.
- Pour dépoussiérer les meubles, utiliser un chiffon que l'on aura laissé toute une nuit dans un récipient bien fermé dans lequel on aura versé quelques gouttes d'huile d'olive.
- Nourrir les bois anciens à l'huile de lin.
- Supprimer les traces d'eau sur un meuble en bois en les frottant avec une pâte dentifrice. Lustrer avec un chiffon doux.

Pour faire briller les objets métalliques

- Laiton : mélanger de la farine avec du sel (1/2 cuillerée) et du vinaigre blanc (1/2 tasse) jusqu'à obtenir une pâte dont on enduira l'objet à nettoyer. Ne pas lésiner sur la quantité. Laisser reposer 15 à 30 minutes. Rincer ensuite minutieusement à l'eau claire pour éviter toute corrosion ultérieure.

- Cuivre : faire briller avec une pâte faite de jus de citron et de sel.
- Argent : faire bouillir l'objet pendant 3 minutes dans une casserole d'eau à laquelle on aura ajouté 1 cuillerée à thé de bicarbonate de soude, une autre de sel et un morceau de papier aluminium. On peut aussi frotter avec un chiffon doux enduit d'une pâte faite avec de l'eau et du bicarbonate de soude ; rincer et lustrer dès que la pâte est sèche.
- Chrome : nettoyer avec du vinaigre, rincer à l'eau claire et sécher. Pour faire briller, passer un chiffon imbibé d'huile d'amande douce.
- Inox : faire briller avec une pâte obtenue en mélangeant du bicarbonate de soude avec de l'eau.

Pour cirer les chaussures

Pour les chaussures en cuir, utiliser de l'huile d'olive, de l'huile de noix ou de la cire d'abeilles ; lustrer avec une peau de chamois. Frotter le cuir avec l'intérieur d'une peau de banane et lustrer avec un chiffon. Nettoyer le cuir avec un mélange d'huile de lin et de vinaigre blanc ; lustrer avec un chiffon doux.

Pour laver la vaisselle

- Pour le lavage à la main, utiliser des détergents à base d'huile végétale.
- Pour le lave-vaisselle, utiliser un mélange, en quantités égales, de borax et de cristaux de soude.
- Choisir un détergent ne contenant pas de phosphates et n'utiliser que la moitié de la quantité recommandée.
- Avant lavage, saupoudrer la vaisselle sale avec du bicarbonate de soude si l'on renonce aux détergents.

Pour dégraisser, récurer, nettoyer

- Pour dégraisser, le vinaigre ou le jus de citron sont efficaces.
- Les poudres à récurer habituelles peuvent être remplacées par du bicarbonate de soude, du borax ou du sel. On peut également utiliser une pâte constituée de borax et de jus de citron.

Pour nettoyer le four

Chauffer le four, humidifier les parois et saupoudrer avec du bicarbonate de soude ou du sel. Gratter et laver. On peut aussi enduire les parois du four avec une pâte faite de bicarbonate de soude, de sel et d'eau ; laisser agir et rincer.

Pour déboucher les canalisations

Pour éviter toute accumulation de graisse dans le siphon de l'évier, verser de l'eau bouillante dans ce dernier, une fois par semaine. Pour déboucher un conduit d'évacuation, y verser une tasse de bicarbonate de soude et une tasse de vinaigre. Laisser agir pendant 15 minutes. Rincer avec 4 à 5 litres d'eau bouillante.

Pour nettoyer les vitres

Utiliser un mélange de vinaigre blanc et d'eau (1/4 de tasse pour 1 litre d'eau). Pour nettoyer les miroirs ou les vitres de la voiture, utiliser un mélange de farine de maïs et d'eau chaude (1/2 tasse dans 2 litres d'eau). Laver et sécher avec un chiffon qui ne peluche pas.

Pour désinfecter

- Du savon et de l'eau chaude suffisent amplement pour la plupart des travaux de nettoyage ménagers. L'ajout de borax peut en améliorer l'efficacité.
- Pour désinfecter le bac à douches, la baignoire, le plan de travail dans la cuisine et pour éviter le développement de moisissures dans les endroits humides, utiliser de l'eau de Javel diluée (1/4 de tasse pour 4 à 5 litres d'eau).
- Pour se désinfecter les mains, utiliser de l'alcool à 90°.

Pour nettoyer les moisissures

Utiliser un mélange de borax, de vinaigre et d'eau chaude (1/2 tasse de borax, 1/2 tasse de vinaigre pour 4 à 5 litres d'eau), ou de l'eau de Javel diluée (1/4 de tasse pour 4 à 5 litres d'eau). Mieux, faire une pâte avec du borax et de l'eau, recouvrir les moisissures et laisser agir pendant 2 jours avant de nettoyer.

Pour nettoyer la cuvette des WC

- Éviter de laisser la cuvette s'entartrer. Nettoyer régulièrement avec une solution de bicarbonate de soude et d'eau.

- Éviter à tout prix les blocs désodorisants contenant du paradichlorobenzène.
- Verser une tasse de borax dans la cuvette, laisser agir toute la nuit et tirer la chasse.
- Faire une pâte avec du borax et du jus de citron. Laisser agir pendant 20 minutes et brosser.

Pour nettoyer les tapis et les fauteuils

- Passer l'aspirateur régulièrement.
- Utiliser du savon ou un shampoing à base de savon (surtout pas de bombe).
- Appliquer avec un chiffon humide un mélange de bicarbonate de soude, de savon et d'eau chaude sur les taches, frotter délicatement et absorber avec un mouchoir en papier ou de l'essuie-tout (1 litre d'eau chaude, 1 cuillerée de détergent ou de savon à l'huile végétale, 1 cuillerée à thé de borax et un soupçon de vinaigre).

Pour désodoriser

- La première chose à faire est de supprimer la cause des odeurs et de ne jamais utiliser de produits contenant du paradichlorobenzène. La plupart des désodorisants ne font que masquer les odeurs.
- Ouvrir en grand portes et fenêtres.
- Placer une assiette remplie de vinaigre chaud dans la pièce à désodoriser.
- Placer un récipient contenant du bicarbonate de soude dans les toilettes et la salle de bains.
- Si les tapis sentent, les saupoudrer avec un mélange de bicarbonate de soude, de borax et de farine de maïs. Laisser agir toute la nuit et passer l'aspirateur.
- Le bicarbonate de soude est également efficace pour supprimer les odeurs de la litière du chat.

Conseils généraux

- Éviter de balayer et d'épousseter, ce qui ne fait que déplacer les poussières et les allergènes tout en les remettant en suspension dans l'air. Utiliser plutôt un aspirateur de qualité muni d'un filtre dit de haute efficacité. Le système d'aspiration centralisée est encore plus efficace.

- Ne pas hésiter à ouvrir en grand portes et fenêtres lorsque l'on fait le ménage.
- Ne pas oublier de mettre en marche la hotte de cuisine pour évacuer les odeurs, la vapeur d'eau et les oxydes d'azote générés par la cuisson, plus particulièrement si la cuisinière est au gaz.
- Faire sécher le linge dans une pièce particulièrement bien aérée.
- Ne jamais mélanger deux produits d'entretien différents.
- Bien lire les notices d'utilisation et ne jamais dépasser les doses indiquées.
- Fermer hermétiquement les emballages après usage, les étiqueter et les ranger en lieu sûr, hors de portée des enfants, à l'écart de toute source de chaleur et dans un endroit bien aéré.

Au jardin

Il est essentiel d'éviter l'utilisation de pesticides chimiques au jardin. La pratique du jardinage biologique a depuis longtemps apporté la preuve que c'était possible, et même facile. Apports de compost, engrais verts, cultures associées, choix de variétés résistantes sont les techniques de base qui permettent de réduire considérablement les attaques de maladies et de ravageurs. En cas de nécessité, on utilise des produits naturels ou à très faible toxicité tels que les purins de plantes, le pyrèthre, la roténone, le soufre, le sulfate de cuivre.

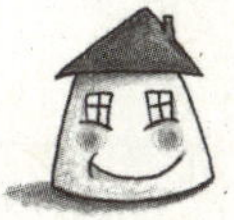

VIVE le jardinage biologique : il évite de polluer les légumes, l'air du jardin et celui de la maison

Si toutefois on utilise – exceptionnellement – un pesticide chimique, il faut impérativement respecter les règles suivantes :

- Ne jamais dépasser pas les doses recommandées ;
- Stocker les produits hors de portée des enfants ;
- Fermer correctement les emballages ;
- Mettre des gants et porter un masque pour traiter ;
- Fermer soigneusement la porte et les fenêtres de la maison pendant le traitement ;
- Se laver soigneusement les mains après chaque traitement ;
- Changer de chaussures et de vêtements en rentrant à la maison ;
- Ne jamais jeter les produits inutilisés mais les porter à la déchetterie.

I DE L'AIR, DE L'AIR...

Une maison ne peut être saine que si elle est bien aérée. Autrefois, l'aération était assurée naturellement par les fenêtres et les portes qu'on ouvrait, par les différentes infiltrations d'air extérieur qui se faisaient par les fissures dans les murs et à cause du manque d'étanchéité des huisseries. Mais aujourd'hui, et plus particulièrement depuis la première crise pétrolière des années 1970, des problèmes nouveaux sont apparus, dus en grande partie à une trop grande isolation des maisons et à leur mauvaise aération.

L'indispensable ventilation

Si la ventilation naturelle reste la plus satisfaisante du point de vue écologique, une ventilation mécanique contrôlée (VMC) bien conçue, bien réalisée et bien entretenue reste souvent la meilleure solution, notamment dans les maisons dont les murs ne respirent pas, ce qui est le cas de la plupart des maisons modernes. Sa conception et son installation doivent être particulièrement surveillées, sinon la VMC risque elle-même de contribuer à la pollution de l'air intérieur au lieu de la réduire.

La ventilation des locaux :

- Assure un apport d'air neuf favorable au confort, au bien-être et à la santé des occupants (température et hygrométrie appropriées) ;
- Contribue à l'hygiène de vie des occupants en évacuant ou en diluant les odeurs et les contaminants biologiques qu'ils génèrent (bactéries, virus, CO^2 et vapeur d'eau), ainsi que les polluants chimiques et les particules émises par les matériaux et les produits de combustion ;
- Évite les désordres dus aux condensations et à une humidité intérieure trop élevée.

L'apport d'air neuf

La ventilation des locaux doit se faire par un apport continu d'« air neuf » qui, par définition, doit être le plus pur possible. Mais cet air n'est

pas toujours exempt de polluants car il faut compter avec la pollution atmosphérique extérieure.
Les prises d'air neuf devront donc être situées à l'écart des zones de pollution spécifique : circulation automobile, parking, sorties de conduits de cheminées et de chauffage, etc. L'installation de simples filtres sur les entrées d'air sera généralement suffisante, mais il pourra être nécessaire de recourir à des systèmes de filtration et d'épuration de l'air plus sophistiqués. La climatisation peut théoriquement satisfaire à de telles exigences car elle permet l'épuration, le réchauffement ou le refroidissement, l'humidification ou la déshumidification de l'air. Mais ces systèmes exigent un entretien sans faille pour ne pas devenir eux-mêmes une source de pollution supplémentaire, notamment bactérienne. Ils consomment par ailleurs beaucoup d'énergie.

L'évacuation de l'air vicié

Parallèlement à cet apport d'air neuf, la ventilation contribue à la dilution des odeurs et à l'évacuation des différents contaminants de l'air intérieur, qu'ils soient émis par les matériaux de construction, par les éléments de décoration et l'ameublement ou générés par les occupants eux-mêmes.

Le contrôle de l'humidité

Nous avons vu les conséquences que peut avoir une humidité intérieure excessive, aussi bien sur la structure du bâtiment que sur la santé de ses occupants. Cette humidité, si elle doit être combattue à la source, doit également être contrôlée par une ventilation de qualité.

La ventilation naturelle

L'aération se fait naturellement par une infiltration de l'air par les fissures dans les murs, par les conduits de cheminée et par le manque d'étanchéité au niveau des portes et des fenêtres ou tout simplement lorsqu'elles sont ouvertes. Elle peut également être assurée par une ouverture située en partie basse de la pièce, la sortie de l'air vicié se faisant par une autre ouverture située en partie haute. Ce type de ventilation peut être amélioré par l'installation, en partie haute d'une fenêtre ou d'un mur, de ventilateurs aspirants statiques ou motorisés.

La ventilation naturelle présente cependant quelques inconvénients : courants d'air incontrôlés, hygrométrie et température variables, déperdition de chaleur. Suivant les conditions météorologiques, la ventilation peut être excessive ou insuffisante, et la distribution de l'air neuf ne se fait pas nécessairement aux bons endroits.

La ventilation mécanique contrôlée (VMC)

Pour des raisons d'économie d'énergie et de confort, la ventilation naturelle est de plus en plus souvent remplacée par des systèmes de ventilation mécanique contrôlée ou VMC. Ces systèmes présentent l'avantage d'assurer une aération permanente et contrôlée en partie indépendante des conditions atmosphériques. Le principe consiste à alimenter en « air neuf » les pièces dites à pollution non spécifique : séjour, chambres et bureau, et à évacuer l'air vicié des pièces dites à pollution spécifique : cuisine, salle de bains et toilettes. Il existe différents systèmes de VMC.

VMC à simple flux

Le plus couramment installé dans les maisons individuelles, ce système de ventilation mécanique permet de renouveler l'air par simple aspiration de l'air vicié, mettant les pièces de la maison en légère dépression.

Une VMC à simple flux comprend :

- Des entrées d'air neuf calibrées situées en partie haute des murs ou des huisseries (fenêtres ou portes-fenêtres) dans les pièces principales : chambres et séjour.
- Des bouches d'extraction de l'air vicié situées en partie haute des plafonds ou des murs des pièces de service : cuisine, salle de bains et toilettes.
- Un réseau de gaines reliant les bouches d'extraction, calibrées pour un débit précis, à un groupe d'extraction motorisé généralement situé dans les combles ou le grenier et éventuellement à l'extérieur en cas de toiture-terrasse.
- L'air vicié aspiré par le groupe est rejeté à l'extérieur par une bouche de sortie reliée à ce groupe par une gaine principale d'un diamètre de 150 mm au minimum. Cette sortie de l'air vicié doit se faire impérativement à l'extérieur de la construction, en toiture généralement.

S'il présente de nombreux avantages, dont sa simplicité de fonctionnement, ce type de VMC à simple flux n'en a pas moins quelques inconvénients, notamment celui d'aspirer l'air neuf dans des zones qui peuvent être polluées, à cause de la mise en légère dépression des différentes pièces du logement, ce qui peut également favoriser la pénétration du radon. Autre inconvénient : la température et l'hygrométrie de l'air aspiré ne sont pas contrôlées, ce qui peut provoquer un certain inconfort.

VMC à double flux

Contrairement au système précédent, le système à double flux met les pièces de la maison en légère surpression, non plus par l'aspiration de l'air vicié mais par l'insufflation d'un « air neuf » préchauffé dans un échangeur récupérateur par la chaleur de l'air vicié extrait. Les entrées d'air dans les huisseries sont supprimées.

Ce système comprend :

- Des bouches d'insufflation de l'« air neuf » situées dans les chambres et le séjour, en partie haute des murs ou au plafond ;
- Ces bouches d'insufflation sont reliées par un réseau de gaines (Ø 80 mm) à un groupe d'insufflation motorisé ;
- Le groupe d'insufflation est alimenté en « air neuf » par une gaine (Ø 150 mm) reliée à une bouche d'entrée d'air située à l'extérieur du bâtiment ;
- Un réseau de filtres permettant d'épurer l'air neuf (poussières, composants gazeux, micro-organismes, pollens) ;
- Des bouches d'extraction de l'air vicié situées dans la partie haute des murs ou des plafonds des pièces de service et reliées par un réseau de gaines au groupe d'extraction ;
- Un groupe d'extraction qui rejette l'air extrait à l'extérieur par une gaine d'un diamètre de 150 mm et une sortie de même diamètre ;
- Un groupe échangeur récupérateur qui permet le préchauffage de l'air neuf insufflé par l'air extrait. Les différents groupes sont généralement situés dans les combles ou le grenier.

La mise en légère surpression des différentes pièces de la maison évite les infiltrations de poussières et d'air parasite déjà pollué et souvent inconfortable (air froid et humide en hiver), la remontée du radon et le refoulement de la cheminée. Ce système permet également le contrôle

hygrométrique et l'épuration ou tout au moins le filtrage de l'« air neuf » aspiré. L'air insufflé étant préchauffé grâce à son échangeur récupérateur, il permet aussi de faire des économies d'énergie et d'améliorer le confort. L'entrée unique de l'« air neuf » doit impérativement être placée hors de toute zone polluée, pollution extérieure par des gaz d'échappement de voitures, cheminées, émanations en provenance de la toiture (bois traité, fibres de laine de verre ou de laine de roche) ou tout simplement pollution par l'air vicié rejeté par la sortie de VMC si cette dernière se trouve trop rapprochée. Autre avantage de ce système : il permet une meilleure répartition de l'air neuf dans les différentes pièces.
Ce système présente toutefois quelques inconvénients : son prix relativement élevé, la nécessité de nettoyer régulièrement les filtres et l'échangeur, et le passage de l'air par un réseau de gaines.

La climatisation

Ces systèmes de ventilation et de climatisation, plus élaborés et beaucoup plus complexes que les précédents, sont le plus souvent réservés aux grands immeubles collectifs et aux ensembles de bureaux. Conçus pour fournir – théoriquement – un air aussi pur que possible, ils permettent l'épuration, le réchauffement ou le refroidissement, l'humidification ou la déshumidification de l'air insufflé.

Certains systèmes insufflent jusqu'à 100 % d'air extérieur alors que d'autres ne distribuent qu'un mélange d'air extérieur et d'air intérieur. Si elle permet d'assurer avec une grande précision la température et l'hygrométrie souhaitées dans une pièce ainsi qu'un bon filtrage de l'air extérieur, la climatisation ne présente pas moins plusieurs inconvénients :

- Insuffisamment entretenue, elle devient très vite une source de pollution supplémentaire, notamment en dispersant les contaminants biologiques (bactéries, moisissures, lésionnelles) qui se développent dans les circuits de refroidissement, d'humidification ou de déshumidification, et dans les gaines de distribution. Elle est à l'origine de pathologies diverses qui peuvent frapper la majorité des occupants de l'immeuble en cause. La maladie des légionnaires en est un exemple ;
- Les filtres doivent être nettoyés et régulièrement remplacés ;

- Elle s'accompagne parfois, dans les immeubles de bureau, d'une impossibilité d'ouvrir les fenêtres, ce qui peut créer chez certains occupants un sentiment de claustrophobie difficilement supportable ;
- Une pollution spécifique générée dans une pièce par les occupants en cas de tabagisme ou de travaux divers peut se diffuser dans les autres pièces en raison d'une circulation de l'air inadaptée ;
- Conçue pour fonctionner en continu, elle est pourtant parfois arrêtée pendant la nuit ou pendant le week-end, permettant ainsi une augmentation ponctuelle de la concentration des polluants, notamment ceux émis par les matériaux. Cela peut expliquer le malaise ressenti par les occupants le lundi matin à la reprise du travail ;
- Une réduction des débits d'air effectuée par souci d'économie les jours de grand froid ou de forte chaleur aura les mêmes conséquences en raison d'une dilution et d'une évacuation insuffisantes des polluants.
- Plusieurs études ont montré que, dans la pratique, l'air était de moins bonne qualité dans les bureaux climatisés que dans ceux qui étaient ventilés mécaniquement ou de manière naturelle.

Vérifier le système de ventilation

Pour le système à simple flux, vérifier :

- Que des entrées d'air ont été installées dans la partie haute des fenêtres ou des murs des pièces principales : séjour, chambres, bureau, etc., et sont en nombre suffisant pour assurer les débits requis ;
- Qu'aucune entrée d'air n'a été installée dans les pièces de service : cuisine, salle de bains, toilettes ;
- Que le conduit d'évacuation de l'air vicié reliant la sortie du groupe extracteur à la sortie extérieure a un diamètre suffisant (Ø 150 mm) et vérifier que le chapeau de sortie en toiture, s'il existe, ne réduit pas ce diamètre ;
- Que l'air vicié est refoulé à l'extérieur et non dans le grenier ou dans les combles ;
- Que le conduit reliant la bouche d'extraction de la cuisine au groupe extracteur a un diamètre suffisant (Ø 150 mm) ;
- Que ces entrées d'air neuf ne sont pas situées dans des zones polluées.

Pour le système à double flux, vérifier :

- Que la prise d'air neuf, une seule, est située à l'extérieur et non dans le grenier ou dans les combles, sinon l'air insufflé risque d'être pollué par les particules de laine de roche ou de laine de verre de l'isolation, par les poussières et par les émanations de la charpente traitée ;
- Que cette prise d'air neuf n'est pas située près d'une source de pollution. Il est préférable de placer cette prise dans un mur de pignon. Si elle est placée en toiture ou dans son débord, l'air aspiré risque d'être pollué par les émanations provenant de la charpente, notamment en été par temps chaud ;
- Que les bouches d'insufflation ne sont pas trop rapprochées des bouches d'extraction ;
- L'étanchéité du groupe de ventilation pour qu'une partie de l'air neuf aspiré ne vienne pas du local où se trouve ce groupe ;
- Que les blocs d'insonorisation situés sur les gaines de ventilation ne contiennent pas de laine de verre ou de laine de roche.

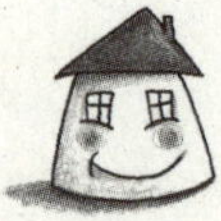

VIVE une maison bien aérée : l'air y est sain parce que renouvelé fréquemment

Conseils pratiques

- Faire contrôler les débits d'air par un organisme agréé tel que la SOCOTEC, l'APAVE ou VERITAS dès l'installation de la VMC et à tout moment en cas de doutes quant à son efficacité. Ces organismes ont des agences dans pratiquement toutes les grandes villes. Mais il faut savoir que malgré des débits d'air conformes à la réglementation, un système de ventilation peut manquer d'efficacité si l'« air neuf » circule mal ou est mal réparti.
- Ne jamais boucher les entrées d'air. Installer plutôt des entrées d'air autoréglables si l'on ressent des courants d'air désagréables.
- Si l'on habite dans une zone bruyante, faire installer des entrées d'air prévues pour cet usage.
- Nettoyer régulièrement les entrées et les sorties d'air, ainsi que les filtres. Vérifier l'absence de poussières, de fibres, de saletés et de moisissures dans les gaines.

- La VMC doit fonctionner 24 heures sur 24. Son arrêt, même la nuit, contribuera à augmenter les concentrations de polluants. Une condensation risque de se produire dans les gaines d'aération, favorisant ainsi le développement de micro-organismes qui seront ensuite dispersés dans l'air ambiant lors de sa remise en route (système à double flux).

Ventilation naturelle ou mécanique, que choisir?

Nous avons vu combien l'aération de la maison est importante. Mais quel type de ventilation devons-nous privilégier pour qu'elle soit la plus efficace possible ?
Nous serions tentés de favoriser la ventilation naturelle, parce que naturelle justement, mais elle présente cependant quelques inconvénients non négligeables. Ce type d'aération est difficilement contrôlable. Elle peut être excessive en hiver lorsque les différences de température sont importantes entre l'extérieur et l'intérieur de la maison, ainsi que les jours de grand vent. Elle risque d'être insuffisante par temps chaud et grand calme. La température et l'humidité de l'air sont difficilement maîtrisées, ce qui entraîne un certain inconfort et un coût énergétique plus élevé. L'air ne peut être filtré, ce qui peut constituer un inconvénient supplémentaire pour les habitants des régions où la pollution extérieure est importante. La ventilation naturelle présente malgré tout des avantages, ne serait-ce que sa simplicité de mise en œuvre : il suffit d'ouvrir les fenêtres. Elle n'exige pas d'entretien particulier.
Cependant, une ventilation mécanique bien conçue et parfaitement entretenue a de nombreux atouts, notamment celui d'allier confort et économie d'énergie. Elle permet une meilleure répartition de l'air dans les différentes pièces de la maison, notamment si le système est à double flux. Ce dernier système permet également la filtration de l'air extérieur.
Dans une maison située dans un environnement non pollué, construite avec des matériaux respirants, avec un système de ventilation bien conçu, la ventilation naturelle fonctionne en général parfaitement. Dans des situations moins favorables, on pourra avoir recours à la VMC, de préférence à double flux.

Un air toujours neuf

Quel que soit le mode de ventilation choisi, on n'insistera jamais assez sur l'importance d'un renouvellement fréquent de l'air des locaux que nous occupons, chez nous ou sur notre lieu de travail. On estime que l'air d'une pièce occupée devrait être totalement renouvelé toutes les 2 ou 3 heures selon le nombre d'occupants. Dans une cuisine ou une salle de bain en cours d'utilisation, le renouvellement doit être encore plus rapide. D'une manière générale, la fréquence du renouvellement devra être d'autant plus élevée que les sources intérieures de polluants de l'air sont plus nombreuses. La concentration en formaldéhyde est divisée par deux lorsque l'air est renouvelé quatre fois plus souvent. Signalons à ce propos qu'ouvrir les fenêtres en grand pendant 5 minutes suffit à renouveler entièrement l'air d'une pièce.

Certes, le renouvellement fréquent de l'air augmente les dépenses de chauffage en hiver, d'où l'intérêt de la ventilation mécanique à double flux. Mais il ne faut pas exagérer ce supplément de dépense, même avec un système à simple flux ou une ventilation naturelle. Réchauffer l'air exige en effet assez peu d'énergie. Par exemple, pour faire passer de 5°C à 20°C la température de la totalité de l'air d'une pièce de 16 mètres carrés, il faudra seulement l'équivalent de la consommation d'une ampoule de 200 watts pendant une heure. Contrairement à ce que l'on pense souvent, le plus gros des déperditions de chaleur, dans une maison, même assez bien isolée, ce n'est pas le renouvellement de l'air, sauf s'il est vraiment trop fréquent, mais les calories qui s'échappent à travers les parois : on estime que, sauf dans une maison bénéficiant d'un très bon niveau d'isolation, le réchauffement de l'air ne consomme qu'environ 20 % de l'énergie dépensée pour la chauffer. Chacun peut d'ailleurs remarquer que, une fois les fenêtres refermées après avoir aéré, la pièce retrouve rapidement sa température initiale.

PEUT-ON PURIFIER UN AIR POLLUÉ ?

Envisageons le pire des cas, hélas très fréquent : être locataire d'un logement construit avec des matériaux polluants, dépourvu de système de ventilation efficace et, pour couronner le tout, situé dans une ville, ou dans un quartier, fortement pollué par la circulation automobile ou par une usine proche. Que faire ? La bonne solution est sans doute de déménager, mais ce n'est pas toujours possible. Existe-t-il alors des appareils ou des techniques permettant de purifier l'air intérieur ? Trois solutions pouvant éventuellement améliorer la qualité de l'air intérieur, à défaut de le purifier totalement, méritent d'être examinées : les plantes, les ioniseurs et les purificateurs d'air.

Les plantes qui piègent les polluants, mythe ou réalité ?

Purifier l'air par des plantes d'appartement est incontestablement la solution à priori la plus séduisante. À en croire certains articles de presse, il suffirait en effet de placer des plantes judicieusement choisies dans les différentes pièces de sa maison pour en éliminer les principaux polluants. Ces plantes auraient en effet la capacité de « piéger » les molécules chimiques et les particules polluantes et ainsi d'en débarrasser l'air. Les premiers travaux à l'origine de cette affirmation ont été réalisés dans les années 1980 par un chercheur américain, Bill Wolverton, à la demande de la NASA, préoccupée par la mauvaise qualité de l'air dans les vaisseaux spatiaux.

Dans des conditions expérimentales – les plantes étaient enfermées dans des espaces entièrement clos de dimensions restreintes – l'efficacité de certaines plantes s'est révélée spectaculaire, puisqu'elles pouvaient éliminer plus de 90% du formaldéhyde ou du benzène présent dans l'air, ainsi qu'une forte proportion des autres polluants. Le mécanisme de cette élimination est assez bien connu : les plantes absorbent les molécules chimiques par leurs stomates, ces minuscules ouvertures dans les feuilles par lesquelles elles respirent, en métabolisent une partie dans leurs tissus et en transportent une autre partie jusqu'aux racines qui les éliminent dans le sol, où elles sont dégradées par des bactéries. Les molécules ne sont donc pas simplement « piégées » comme, par exemple, dans les filtres à charbon actif, mais réellement décomposées, au moins en partie.

Ces expériences, *a priori* très convaincantes, ont toutefois fait l'objet de critiques, car elles ont été réalisées dans des conditions expérimentales très différentes de celles d'un appartement ou d'une maison. Dans les conditions réelles, l'efficacité des plantes est incontestablement moindre, mais elles contribuent très probablement à la purification de l'air intérieur. Voici quelques-unes des plantes qui se sont montrées les plus efficaces : *Philodendron domesticum* (Oreille d'éléphant), *Philodendron selloum, Philodendron oxycardium, Ficus benjamina*, Aloe vera (Aloès), *Dracena marginata, Hedera helix* (lierre), *Gerbera jamesonii, Chlorophytum elatum.*

La présence de plantes dans un appartement a d'autres effets, dont il faut tenir compte : le jour elles absorbent du gaz carbonique, ce qui est bénéfique, mais la nuit elles en rejettent. D'autre part, elles respirent et rejettent de la vapeur d'eau dans l'atmosphère ce qui, selon les cas, peut être souhaitable ou non. On peut en déduire logiquement que le meilleur emplacement pour les plantes d'appartement est dans les pièces de séjour et de travail. En revanche, la cuisine et surtout la salle de bains, pièces généralement trop humides, ne conviennent pas. On déconseille également d'en mettre dans les chambres à coucher, à moins qu'elles soient très bien ventilées.

Bill Wolverton, le chercheur à l'origine des travaux de la NASA, conseille environ une plante pour 10 mètres carrés. D'autres affirment qu'il en faut beaucoup plus pour une dépollution vraiment efficace. On trouve dans le commerce dans plusieurs pays, dont l'Allemagne, des bacs à plantes d'intérieur munis d'un filtre à charbon actif et d'un ventilateur, ce qui semble augmenter fortement l'efficacité des plantes dépolluantes.

En conclusion, on peut dire que la présence de plantes à grandes feuilles, comme celles mentionnées plus haut, dans les pièces de séjour et de travail, a un impact plutôt positif sur la qualité de l'air, mais leur contribution effective au « captage » des COV reste très difficile à évaluer. Par ailleurs, elles n'ont pas d'effet sur les polluants biologiques, sinon un effet favorisant dans le cas où, faute d'une ventilation suffisante ou parce qu'elles sont trop nombreuses, elles contribuent à augmenter l'hygrométrie de l'air.

Les ioniseurs, des appareils controversés

Sur toutes les foires bio on trouve des ioniseurs, appareils produisant des ions négatifs. Peuvent-ils améliorer la qualité de l'air intérieur ? Rappelons d'abord de quoi il s'agit. Un ion est un atome ou un groupement d'atomes ayant une charge électrique, qui peut être positive ou négative : un ion positif est un cation et un ion négatif un anion. Les deux types d'ions sont présents dans la nature de manière tout à fait normale, le problème étant celui de l'équilibre entre eux. Les ions négatifs sont particulièrement abondants chaque fois que de l'eau est projetée dans l'air en fines gouttelettes, par exemple à côté d'une cascade ou de jets d'eau, ainsi que lors des orages. Dans le monde moderne, l'équilibre entre les deux types d'ions est souvent rompu au profit des ions positifs, produits en grande quantité notamment par les convecteurs électriques. D'où l'idée de placer, dans les lieux dans lesquels nous séjournons, des appareils produisant des ions négatifs. Ces ions ont incontestablement un effet sur la qualité de l'air, mais on dispose de peu d'éléments pour dire quel est l'impact réel des ioniseurs vendus dans le commerce.

Les ions négatifs semblent avoir au moins deux effets bénéfiques :

- Ils diminuent la concentration des germes pathogènes présents dans l'air, ce qui est intéressant dans un hôpital, mais pas nécessairement utile dans un séjour ou un bureau ;
- Ils diminuent la teneur de l'air en particules indésirables (allergènes, particules polluantes diverses), ces dernières se chargeant électriquement et allant se déposer sur les murs ou le sol de la pièce, ou encore sur l'ioniseur lui-même. Cette propriété est intéressante, mais on ne dispose pas de données sur l'importance de cette diminution.
- D'autres effets bénéfices sont souvent attribués aux ioniseurs : sensation de bien-être, amélioration des performances intellectuelles, amélioration de la mémoire et du sommeil, amélioration de l'état des asthmatiques.

Les données scientifiques sur ces effets sont peu nombreuses et contradictoires. Certaines concluent à une absence d'effets, d'autres à des effets positifs ; aucune, à notre connaissance, à des effets négatifs. Parmi les effets bénéfiques mis en évidence par quelques études scientifiques on peut citer une amélioration de la mémoire chez des enfants handicapés, une diminution de l'incidence de la dépression saisonnière, une diminution de l'irritabilité. Mais ces résultats, obtenus avec des concentrations d'ions négatifs très supérieures à celles produites par les ioniseurs du commerce, sont difficilement extrapolables à ces derniers, dont le rayon d'action n'a, à notre connaissance, jamais été vraiment mesuré et serait, selon certains spécialistes, très limité. Par ailleurs, l'effet favorable sur l'état des asthmatiques, parfois évoqué, reste controversé.

Faut-il donc s'équiper d'un ioniseur ? C'est probablement souhaitable pour les personnes allergiques aux pollens et autres particules pouvant se trouver dans l'air intérieur. Pour les autres, le mieux est encore de faire l'essai en en empruntant un et en observant un éventuel effet, qui pourra être simplement une sensation de bien-être, sur son organisme. Signalons à ce propos que les lampes en cristal de sel, également vendues sur tous les salons bio, ne produisent que de très faibles quantités d'ions négatifs, contrairement à ce qu'affirment certains vendeurs. Deux conseils importants : certains ioniseurs produisent de l'ozone, qui est un polluant atmosphérique. Il ne faut donc acheter que des appareils garantis par leur constructeur comme n'émettant pas d'ozone. Par ailleurs, les ioniseurs produisent un champ électromagnétique jusqu'à une distance de 1 mètre à 1,50 mètre. Il ne faut donc pas les mettre à côté d'un endroit où l'on dort ou travaille de longues heures.

Les purificateurs d'air, quelle efficacité?

On trouve dans le commerce un certain nombre d'appareils appelés « purificateurs d'air ». Sont-ils réellement capables de débarrasser l'air de ses polluants ?
Aucun d'eux n'a le pouvoir de dépolluer complètement l'atmosphère, mais certains peuvent en améliorer la qualité. On en trouve trois principaux types :

- Les filtres mécaniques ;
- Les filtres électrostatiques ;
- Les filtres à photocatalyse.

Les purificateurs d'air munis de filtres mécaniques utilisent des filtres à charbon actif ou des filtres HEPA* à fibres de verre, ou les deux combinés. Les filtres à charbon actif piègent les odeurs et une partie des COV. Les filtres HEPA piègent les particules (99,97 % des particules supérieures à 0,3 micron contenues dans l'air qui les traverse, c'est-à-dire la quasi-totalité des allergènes, des particules émises par la combustion et par les véhicules diesel). Les appareils combinant les deux types de filtres sont donc assez efficaces, à la condition, pour l'élimination des COV, que la quantité de charbon actif contenue dans l'appareil soit suffisamment importante (plusieurs kilos). Par ailleurs, pour les purificateurs d'air portatifs, il faut se rappeler qu'ils ne purifient que l'air qui les traverse, ce qui ne représente jamais la totalité de l'air contenu dans une pièce.
Les filtres électrostatiques fonctionnent en fournissant une charge électrique aux particules, ce qui les amène à se déposer sur le filtre. Les purificateurs à filtre électrostatique sont relativement efficaces pour les particules, mais pas du tout pour les COV. Certains purificateurs d'air combinent un filtre électrostatique et un filtre à charbon actif.

Les filtres à photocatalyse fonctionnent par décomposition catalytique (par action d'ultraviolets sur du dioxyde de titane) des polluants. Ils filtrent les particules et décomposent, au moins en partie, les COV. Cette technologie, récente, semble assez performante, mais elle est encore peu utilisée pour les purificateurs d'air domestiques. Un modèle pour voitures a été récemment mis sur le marché.
L'achat d'un purificateur d'air reste un pis-aller lorsqu'on ne peut pas agir sur les sources de polluants. Il peut se justifier par exemple lorsqu'on est locataire d'une maison dont l'air est pollué, que ce soit par les matériaux de construction ou par l'air extérieur. Faute d'études comparatives, il est difficile de conseiller un type de filtre plutôt qu'un autre. Les appareils combinant filtre à charbon et filtre HEPA sont ceux qui offrent le plus de garanties, en attendant qu'on en sache davantage sur les filtres photocatalytiques. Quel que soit l'appareil choisi, il est primordial de l'entretenir régulièrement, en se conformant scrupuleusement aux indications du fabricant, sinon il peut réémettre dans l'air les polluants qu'il a piégés.

6

Les polluants de

L'AIR INTÉRIEUR de A à Z

- *Les composés organiques volatils (COV) et les aldéhydes.*
- *Les pesticides.*
- *Les produits de combustion.*
- *Les particules et les fibres.*
- *Les contaminants biologiques.*
- *Les autres contaminants.*

LES COMPOSÉS ORGANIQUES VOLATILS (COV) ET LES ALDÉHYDES

La plupart des substances chimiques responsables de la pollution de l'air intérieur sont émises sous forme de composés organiques volatils ou semi-volatils. Ils ont comme caractéristique commune de s'évaporer à la température ambiante. Plusieurs centaines de ces substances organiques ont été identifiées dans l'air des locaux.

Une redoutable famille de polluants

Contrairement aux locaux industriels, où les substances rencontrées sont généralement peu nombreuses mais dominantes, l'air ambiant domestique accueille un mélange complexe de COV. La concentration de chacun d'eux est généralement inférieure aux valeurs limites données pour une exposition professionnelle, mais leurs sources sont plus nombreuses et plus variées. Les aldéhydes (formaldéhyde et autres) sont parfois classés parmi les COV et parfois considérés comme une famille à part, conformément à la définition donnée par l'OMS. Pour des raisons de commodité, nous les avons laissés avec les COV.
Les émissions de COV générées par les matériaux, dont l'intensité décroît généralement avec l'âge de ces derniers, peuvent se prolonger pendant des mois, voire des années. Elles peuvent être ponctuellement très importantes lors des travaux de bricolage, de ménage ou d'entretien. Les concentrations dans un même logement dépendent de plusieurs paramètres : caractéristiques du logement et de ses matériaux, conditions de ventilation, force et direction du vent, température, hygrométrie ; elles varient d'une pièce à l'autre et au cours de la journée. Elles augmentent avec la température et l'humidité. Leur concentration dans une pièce varie par ailleurs en fonction du phénomène d'adsorption et de la désorption. Adsorbés par certains matériaux comme les moquettes et les revêtements muraux, ils sont réémis dans l'atmosphère, contri-

buant à l'augmentation des concentrations. Ce problème se pose plus particulièrement dans les immeubles de bureaux où les systèmes de ventilation sont arrêtés pendant le week-end. Le retour à l'équilibre lors de leur remise en route ne se faisant qu'au bout de quelques heures, les concentrations de COV sont plus élevées le lundi matin, risquant ainsi de perturber le confort des occupants et par là même leur productivité.
Parmi les COV, le formaldéhyde vient le plus souvent en tête des substances à risque retrouvées dans les analyses d'air effectuées suite aux différentes plaintes des occupants d'un logement. Il est également fréquent de trouver des solvants, comme le benzène, le toluène et le xylène, ainsi que les différents pesticides utilisés pour le traitement des bois ou lors des opérations de désinsectisation.

Sources

Les COV provenant de l'air extérieur sont principalement des vapeurs d'hydrocarbures émises lors des stockages et de la distribution des produits pétroliers, des gaz émis par la circulation automobile, les incinérateurs et certaines industries.

À l'intérieur des locaux, les COV sont émis par :

- Les matériaux utilisés pour la construction, la décoration et l'ameublement, les peintures, les lasures ;
- Les vernis, les vitrificateurs, les décapants, les colles ;
- Les produits d'entretien et de nettoyage, les désodorisants, les détachants et les insecticides ;
- Les produits d'hygiène et de soins corporels : déodorants, vernis à ongles, cosmétiques divers ;
- Les produits de préservation des bois ;
- Les sources de combustion : gaz, fioul, bois, charbon ;
- La fumée de tabac.

Leurs effets sur la santé

La plupart des COV sont des irritants des muqueuses. Ils peuvent en outre avoir un effet sensibilisant et potentialiser les effets des autres allergènes, des agents infectieux et d'autres substances irritantes. Une exposition chronique à certains solvants, à des concentrations élevées, peut avoir des conséquences sur le système nerveux central et sur d'autres

organes, notamment le foie. Des substances comme le benzène, le tétrachloroéthylène ou le trichloréthylène sont des cancérogènes connus ou suspectés de l'être.
Une émission trop importante de COV, associée à une mauvaise ventilation des locaux, jouerait selon l'OMS un rôle déterminant dans l'apparition du SBS ou syndrome des bâtiments malsains, (voir page 66).

LES PRINCIPAUX COMPOSÉS ORGANIQUES VOLATILS ET LEURS SOURCES

Source	Famille de COV	Principaux COV
Colles	Alcanes	Nonane, décane, undécane
	HC aromatiques	Toluène, styrène, triméthylbenzène
	HC halogénés	Trichloréthylène
	Esters	Acétate d'éthyle et de vinyle
	Alcools	Propanol, isopropanol, butanol
	Cétones	Acétone
	Aldéhydes	Formaldéhyde, acétaldéhyde
	Isocyanates	
	Éthers de glycol	Éthylglycol, méthylglycol
Cires	Alcanes	Nonane, décane, undécane, diméthyloctane
	HC aromatiques	Toluène, xylène, éthylbenzène, éthyltoluène
	HC halogénés	Trichloréthylène
	Esters	Acétate d'éthyle
	Cétones	Acétone, méthylacétone
	Terpènes	Limonène, pinène
Désodorisants	Alcanes	Heptane, nonane, décane
	Esters	Acétate d'isobornyle
	Alcools	Propanol
	Terpènes	Limonène, pinène, camphrène
Blocs WC	HC halogénés	Paradichlorobenzène
	Terpènes	Limonène
Bois agglomérés	Aldéhydes	Formaldéhyde
Isolants	Aldéhydes	Formaldéhyde
	HC aromatiques	Styrène
	Cétones	Acétone

Moquettes	HC aromatiques Aldéhydes Amines	Styrène Formaldéhyde 4-phénylcyclohexène Vinycyclohexène, 2-éthylhe- Xanol, siloxanes
Papiers peints	Aldéhydes	Formaldéhyde
Peintures Phase solvant	HC aromatiques HC aliphatiques Alcools Cétones Esters	Toluène, xylène, benzène Éthanol, butanol Acétone Acétate d'éthyle
...Phase aqueuse	Alcools Éthers de glycol Aldéhydes Fongicides	Propanol, isopropanol, butanol, texanol Éthylglycol, méthylglycol formaldéhyde
Produits d'entretien	Alcools Aldéhydes Esters Terpènes	Méthylpropanol, hexanol Formaldéhyde Acétate d'éthyle Limonène
Textiles	Cétones Aldéhydes Esters	Acétone Formaldéhyde Acétate d'éthyle

Le formaldéhyde

Polluant majeur de l'air intérieur, le formaldéhyde, gaz incolore et très volatil à l'odeur âcre et piquante, est largement utilisé dans l'industrie pour la fabrication d'autres produits chimiques, de matériaux de construction, de résines et de colles, de produits d'entretien et de désinfectants, etc. On le trouve également dans la fumée de cigarette. Puissant irritant cutané, allergisant oculaire et respiratoire, il peut être responsable d'affections respiratoires chroniques.

Sources

Le formaldéhyde est une substance ubiquitaire. Produit par la combustion incomplète de matières organiques et par le métabolisme des plantes, il se trouve à l'état libre dans l'air extérieur. Cette présence peut également provenir des gaz d'échappement, de certains procédés de combustion et de différentes activités industrielles telles que la fabrication de résines. Ses sources principales se trouvent cependant à l'intérieur des locaux.

Le formaldéhyde est émis dans l'air intérieur principalement par les :

- Bois agglomérés ;
- Mousses isolantes urée-formol ;
- Laines de verre et laines de roche ;
- Peintures, vitrificateurs et lasures ;
- Tissus d'ameublement et vêtements ;
- Moquettes et revêtements muraux ;
- Colles ;
- Cosmétiques, désinfectants, déodorants, produits d'entretien ;
- Sources de combustion : fumée de cigarette, feux de bois, gaz de combustion des chaudières et des véhicules à moteur.
- Les bois agglomérés (panneaux de particules et contreplaqués), et les mousses isolantes urée-formol restent les sources principales de formaldéhyde dans l'air intérieur.

La famille des aldéhydes comprend d'autres composés que le formaldéhyde, souvent présents dans l'air intérieur, mais en quantités moindres.

Concentrations habituellement rencontrées

Les concentrations habituellement rencontrées sont de l'ordre de 2 à 3 µg/m^3 pour l'air extérieur et généralement inférieures à 100 µg/m^3 pour l'air intérieur. Ces concentrations peuvent cependant dans certains cas atteindre et même dépasser les 1 000 µg/m^3.

On retrouve généralement ces concentrations anormales dans les constructions neuves ou rénovées dans lesquelles ont été utilisées des quantités importantes de bois collés (panneaux de particules, agglomérés, contreplaqués), et dans les habitations isolées avec de la mousse urée-formol lorsque sa mise en œuvre a été mal exécutée. Ces concentrations anormales sont presque toujours associées à une mauvaise ventilation de la construction.

Effets sur la santé

Une exposition chronique peut conduire à des difficultés respiratoires et à une hypersensibilisation, et être à l'origine de crises d'asthme. Les symptômes respiratoires sont souvent précédés par des symptômes d'irritation oculaire et rhino-pharyngée.

Les principaux effets du formaldéhyde sur la santé sont :

- **Des symptômes sensoriels** : odeurs, irritations des yeux, du nez et de la gorge, toux ;
- **Des symptômes généraux** : maux de tête, nez congestionné, saignements de nez, rhinites, nausées, grande fatigue, difficultés respiratoires, asthme ;
- **Des effets neuropsychologiques** : pertes de mémoire, difficultés de concentration, dépression.

Conseils pratiques

- Éliminer les matériaux de construction et le mobilier utilisant les panneaux de particules et les contreplaqués dont les taux d'émission de formaldéhyde sont trop importants. Attention à certains parquets qui ont une sous-face en panneaux de particules.
- Utiliser des bois naturels ou à défaut des bois agglomérés à faibles taux d'émission de formaldéhyde (norme E1 allemande ou classe C1 en France : émission inférieure à 120 µg/m^3).
- Maintenir une humidité relative inférieure à 50 % (le taux idéal étant de 40 à 50 %) et ne pas trop chauffer.
- En dernier ressort, si l'élimination des matériaux émetteurs de formaldéhyde s'avère impossible, les recouvrir d'un vernis étanche, à condition que ce dernier ne contienne pas lui-même cette substance. On trouve ce type de vernis chez les distributeurs de produits écologiques.
- Choisir une moquette non synthétique avec support textile non traité, ou renoncer. Ne pas la coller, mais la tendre sur une thibaude.

Les solvants

Le terme de solvant organique s'applique à un groupe de composés organiques volatils relativement stables chimiquement et se trouvant à l'état liquide à des températures comprises entre 0°C et 250°C environ. Ils sont classés en plusieurs catégories : hydrocarbures aliphatiques, hydrocarbures aromatiques, solvants chlorés ou halogénés, cétones, alcools.

Sources

Les solvants organiques trouvent leur application comme diluants de composés non solubles dans l'eau : graisses, cires, résines, etc., comme dégraissants, comme nettoyants et dans la fabrication de peintures, de vernis, de colles, de polymères, de plastiques, d'encres d'imprimerie et de produits pharmaceutiques.
Dans l'habitat, les solvants sont surtout émis par les peintures fraîches, les vernis, les décapants, les vitrificateurs, les colles, les bois traités, les produits d'entretien et les cosmétiques.

Effets généraux sur la santé

Par contact répété avec la peau, les solvants organiques détruisent son enduit lipoacide protecteur, provoquant ainsi des dermatoses accompagnées d'allergies secondaires. Leurs vapeurs irritantes exercent à concentrations élevées une action narcotique sur le système nerveux central, occasionnant des maux de tête et des vertiges pouvant aller jusqu'à la perte de connaissance. Plus grave, elles peuvent conduire à des altérations irréversibles de ce dernier, à un arrêt respiratoire et à la mort. Des atteintes hématologiques sont observées avec certains hydrocarbures benzéniques, notamment le benzène, cancérogène reconnu, à l'origine de leucémies. Le tétrachlorure de carbone et le trichloréthylène sont également cancérogènes, alors que le chlorure de méthylène a un effet toxique sur la reproduction.

Une exposition chronique aux solvants se traduit notamment par de l'asthénie, de l'anorexie, de l'irritabilité, des changements d'humeur accompagnés d'instabilité émotionnelle et une diminution des capacités intellectuelles (pertes de mémoire, difficultés de concentration). On constate également une modification des paramètres neurophysiologiques : diminution de la dextérité, de la vitesse de réaction et de l'équilibre. On a même pu observer dans certains cas des modifications irréversibles du système nerveux.

Principaux solvants et leurs effets sur la santé

Hydrocarbures aliphatiques : Octane, décane, undécane, hexane, isodécane, cyclohexane, heptane, nonane, pentane, etc. Ils sont utilisés comme carburants, lubrifiants et solvants. Le white-spirit, que nous avons tous utilisé un jour ou l'autre, est un mélange d'hydrocarbures aliphatiques (environ 80 %) et d'aromatiques (20 %). Les alcanes et les alkènes sont les principaux composants de l'essence.

Effets sur la santé : des manifestations après une exposition de courte durée aux hydrocarbures aliphatiques vont du vertige léger et d'une irritation des yeux, du nez et de la gorge à des maux de tête, à des nausées, et à l'anesthésie. Une exposition prolongée peut conduire à des effets sur le système nerveux qui se traduisent dans un premier temps par de l'asthénie, une fatigue psychique, une tendance dépressive et un ralentissement dans le temps de réaction. Suit, dans un deuxième temps, une altération plus marquée des performances psychomotrices : troubles de la mémoire, diminution de la dextérité, manque d'attention.

Hydrocarbures aromatiques : Benzène, toluène, styrène, xylène, phénol, éthylbenzène, triméthylbenzène, etc. Ils contiennent un ou plusieurs noyaux benzéniques, le plus dangereux étant le benzène. Ils sont utilisés comme solvants dans l'industrie. Ce sont des composants de l'essence que l'on trouve également dans les décapants, les laques, les cires, etc. Le styrène sert à la fabrication de polymères (polystyrène). Parmi les composés aromatiques décelés dans l'air intérieur des locaux, le toluène est pratiquement toujours majoritaire. Les émissions de certains désodorisants peuvent contenir jusqu'à 10 % de toluène. Les cires liquides émettent de grandes quantités d'hydrocarbures aromatiques, notamment des éthyltoluènes et des triméthylbenzènes.

Effets sur la santé : La toxicité des hydrocarbures aromatiques se rapproche de celle des hydrocarbures aliphatiques. Ce sont des narcotiques et leur action irritante sur la peau et les muqueuses, notamment respiratoires, est plus importante que pour les précédents. Le benzène a la particularité d'être toxique pour la moelle osseuse et peut provoquer la leucémie, le temps de latence entre exposition et symptômes pouvant aller de plusieurs mois à plusieurs années. Les symptômes peuvent apparaître plusieurs années après cessation de tout contact avec le produit.

Hydrocarbures chlorés et solvants halogénés : Dichlorométhane ou chlorure de méthylène, trichloroéthane, chloroforme, chlorure de vinyle, p-dichloro-benzène, perchloréthylène, trichloréthylène, tétrachlorure de carbone, diphényles polychlorés ou PCB, etc. Nous connaissons tous le chloroforme pour son pouvoir anesthésiant. Mais en raison de sa toxicité pour le foie et le cœur (hyperexcitabilité), il est maintenant remplacé par des produits moins toxiques. Les solvants halogénés s'évaporent très rapidement et ont un pouvoir dissolvant très important. Ils sont principalement utilisés comme nettoyants (matériel électrique), dégraissants et décapants. Ils entrent dans la synthèse de produits pharmaceutiques, d'insecticides, de résines et de caoutchouc synthétique. Ils servent également à extraire la caféine du café. Leur utilisation, notamment celle du perchloréthylène, est importante dans le nettoyage à sec. Les blocs désodorisants pour les cuvettes des toilettes sont des sources d'émission d'hydrocarbures halogénés, plus particulièrement de paradichlorobenzène.

Effets sur la santé : Outre leur action sur le système nerveux, les solvants halogénés peuvent être toxiques pour le foie et les reins. Le perchloréthylène est un irritant des yeux et des voies respiratoires, ainsi qu'un déprimant du système nerveux central. Une exposition prolongée à cette substance à une concentration modérée peut provoquer divers symptômes : vertiges, fatigue, état d'ébriété, troubles de mémoire, etc. La plupart des solvants halogénés sont des irritants cutanés. Certains sont cancérogènes, mutagènes et tératogènes, alors que d'autres sont immunosuppresseurs et affectent le système immunitaire (PCB, trichloréthylène, chloroforme).

Cétones : Acétone, méthyl-éthylacétone, diméthylacétone, butanone, etc. Ce sont des solvants puissants utilisés comme nettoyants et dégraissants. Les dissolvants de vernis à ongles font appel aux cétones, que l'on trouve également dans les peintures. Ils entrent dans la fabrication de matières plastiques, films photographiques et matériaux synthétiques.

Effets sur la santé : Les cétones exercent une action narcotique sur le cerveau et sont modérément toxiques. À concentrations élevées, ils provoquent des troubles digestifs, des maux de tête, des nausées, des vertiges et le coma. Ce sont des irritants des voies respiratoires et des yeux. Le contact prolongé avec la peau favorise le développement de dermites.

Alcools : Méthanol, éthanol, isopropanol, propanol, butanol, cyclohexanol. Les alcools entrent dans la composition des antiseptiques, des colles et des vernis. Ils servent à la fabrication de matières plastiques et de lubrifiants synthétiques. Le très toxique alcool méthylique ou méthanol entre dans la composition des produits de nettoyage pour les vitres, dans les teintures, les encres, les laques, les vernis et comme additif dans l'essence. C'est un des composants des antigels. L'isopropanol trouve son utilisation dans les cosmétiques, les parfums, les savons liquides et les médicaments. Les colles à bois (base aqueuse) et les colles pour dalles de polystyrène émettent des alcools, plus particulièrement de l'isopropanol. Les produits nettoyants pour le sol émettent principalement de l'éthanol, du propanol, du butanol et de l'hexanol.

Effets sur la santé : L'action des alcools est essentiellement narcotique et irritante. Une exposition chronique au méthanol provoque divers symptômes : troubles de la vision, maux de tête, vertiges, irritation de la peau et des muqueuses oculaires et respiratoires. Son utilisation dans les photocopieuses en fait un COV important.

Éthers de glycol : Ils sont utilisés comme solvants dans les résines, les peintures à l'eau, les pigments, les encres et les laques. On les trouve dans les fluides hydrauliques, les antigels, les liquides de freins, dans certains matériaux synthétiques et comme solvants dans le nettoyage à sec. Certains produits d'entretien et cosmétiques (dissolvants, produits de coloration pour cheveux) en contiennent.

Effets sur la santé : Les éthers de glycol sont classés en deux familles : les dérivés de l'éthylène glycol et les dérivés du propylène glycol. Parmi les plus toxiques citons le méthylglycol et l'éthylglycol. Ces derniers auraient un effet toxique sur le fœtus et freineraient le développement des globules blancs et lobules rouges. Moins toxique, le butylglycol a pour effet de diminuer les globules rouges. Quant aux dérivés du propylène glycol, on ne leur connaît pas d'effet toxique.

Les éthers de glycol font la « une » depuis peu en raison de l'importante toxicité de certains d'entre eux, qui provoqueraient des malformations congénitales. Ils se dissolvent dans les graisses, d'où leur affinité pour les tissus adipeux.

Esters : Ils sont utilisés dans la fabrication de polymères, de matières plastiques, comme solvants et diluants dans les laques, dissolvants de vernis à ongles, polymères dans les émulsions au latex. Ils entrent dans la composition de colles et de vernis vinyliques. On les trouve aussi en parfumerie, dans les cosmétiques, ainsi que dans l'industrie pharmaceutique.

Effets sur la santé : Inhalés à fortes concentrations, les esters ont une action anesthésique provoquant somnolence et asthénie, ainsi qu'une action irritante sur la peau, les yeux et le système respiratoire.

Terpènes : Ce sont des hydrocarbures alicycliques dérivés de sources biologiques. Exemple, l'essence de térébenthine obtenue par distillation de la résine de pin et utilisée comme solvant dans les peintures et les vernis.

Effets sur la santé : L'essence de térébenthine peut provoquer une inflammation rénale. Importée des pays scandinaves, elle provoquerait des eczémas de type allergique alors que celle des Landes n'aurait aucune action toxique.

Conseils pratiques

- Pendant les travaux avec utilisation de solvants, mettre un masque spécial à cartouche filtrante.
- Ne pas manipuler les solvants à mains nues. Mettre des gants en PVC, surtout si l'on manipule des éthers de glycol.
- Aérer au maximum les locaux où l'on travaille.
- Veiller à la bonne étanchéité des bidons contenant des solvants et les entreposer dans un local bien aéré, hors de la maison (abri de jardin, garage indépendant).

Le benzène

Liquide incolore, volatil et très inflammable, le benzène est une substance qui se trouve à l'état naturel dans l'atmosphère. Les feux de forêts et les plantes en produisent. Mais c'est surtout un hydrocarbure aromatique obtenu à partir de la distillation du charbon et du pétrole.

Sources : Le benzène est un excellent solvant encore couramment utilisé dans l'industrie, notamment dans l'industrie du caoutchouc et de la chaussure (colles). On le trouve également comme dégraissant et comme solvant dans les peintures, les vernis et les encres. L'exposition au benzène se fait essentiellement sur les lieux de travail, mais nous pouvons tous y être exposés. En effet, les carburants, notamment le supercarburant dans lequel le plomb est remplacé par un pourcentage plus élevé d'hydrocarbures aromatiques, en contiennent. Il est également émis par la fumée de cigarette et le feu de bois. Il est présent dans les gaz d'échappement et dans certains produits d'entretien, colles, et décapants. On peut y être exposé si l'on habite près d'une raffinerie de pétrole, d'une usine de produits chimiques ou d'une station d'essence.

Effets sur la santé : L'exposition au benzène, produit très volatil, se fait surtout par inhalation. Toutefois, elle peut se faire par voie cutanée lors de la manipulation de produits pétroliers, notamment celle de l'essence. Lipophile, le benzène est rapidement distribué dans les organes riches en lipides, plus particulièrement dans le système nerveux, le foie et la moelle osseuse. Une exposition au benzène à de faibles doses se traduit par des maux de tête, des vertiges et de la somnolence, troubles qui disparaissent rapidement après l'arrêt de l'exposition. À fortes doses, le benzène est un dépresseur du système nerveux central et provoque des convulsions pouvant conduire au coma et à la mort. Une exposition chronique au benzène peut se traduire par une atteinte de la moelle osseuse, des troubles sanguins et à long terme par la leucémie en cas de forte exposition. Sa transformation métabolique se fait essentiellement dans le foie et dans la moelle osseuse. Le benzène étant transformé en phénol dans l'organisme, le dosage urinaire de ce produit peut servir d'indicateur d'exposition. La mesure de sa concentration dans l'air expiré est un bon indicateur d'une exposition récente. L'intoxication au benzène est appelée benzénisme, alors que le benzolisme est une intoxication provoquée par le benzène mélangé à ses homologues supérieurs, le toluène et le xylène.

Le toluène

Le toluène est un des solvants que l'on retrouve le plus fréquemment dans l'air intérieur. C'est un solvant aromatique non corrosif et très peu soluble dans l'eau.

Sources : Le toluène est un solvant très volatil, massivement utilisé dans l'industrie, et dans la composition de nombreuses peintures, vernis et lasures. On le trouve également dans de nombreux produits d'entretien et de consommation, dans les nettoyants, les décapants, les encres, les colles et dans les adhésifs pour tissus muraux et moquettes. Il entre comme solvant dans la composition de certains produits de traitement des bois. L'essence de voiture en contient, ainsi que la fumée de cigarette.

Effets sur la santé : Le toluène est un toxique du système nerveux. Une exposition chronique à cette substance entraîne des troubles neurologiques : fatigue, faiblesse générale, pertes de mémoire, confusion mentale, manque de coordination dans les mouvements, maux de tête, vertiges et nausées. S'il n'est pas pur, ce qui peut être le cas dans les préparations commerciales, il peut, comme le benzène, être responsable d'atteintes hématologiques. C'est un irritant de l'œil et des muqueuses nasales à des concentrations supérieures à 375 mg/m^3. Le toluène est métabolisé sous forme d'acide hippurique, une substance qui peut être dosée dans les urines.

I LES PESTICIDES

Il faut distinguer les pesticides à usage agricole et ceux à usage domestique (appelés aussi biocides) dont l'utilisation nous concerne plus particulièrement. Toutefois, une exposition aux pesticides à usage agricole ne peut être écartée en zone rurale, où ils contribuent à une pollution de fond de l'atmosphère.

Quatre cents matières actives

Les pesticides sont classés en différents groupes selon leur mode d'action et leur destination : insecticides, fongicides, herbicides, acaricides, rodenticides, molluscicides, termicides.

Tous ces produits, auxquels on peut ajouter les bactéricides, les algicides et divers désinfectants, sont utilisés pour l'hygiène de la maison, la préservation des bois et des textiles, l'élimination des parasites des animaux domestiques, le traitement industriel des eaux, etc. D'utilisation courante dans la maison, ils sont vendus sous forme de solutions liquides, de vaporisateurs, de poudre, de bâtonnets, de boules ou encore de cubes.

Les formulations commerciales des pesticides contiennent des substances dites « actives » qui servent à éliminer les nuisibles, et des matières dites « inertes », qui bien souvent n'ont d'inerte que le nom. En effet, le terme inerte s'applique à ces matières parce qu'elles n'ont pas, contrairement aux matières dites actives, l'action directe recherchée. Mais ce terme est trompeur car ces substances présentent elles aussi une certaine toxicité. Ce sont généralement des solvants, des dispersants, des agents mouillants, des agents propulseurs ou vecteurs, qui servent à augmenter l'efficacité des produits et à faciliter leur utilisation. Mais le consommateur ne dispose que de très peu, sinon d'aucune, information sur ces substances, secret de fabrication oblige.

Sources

Les sources d'exposition aux pesticides dans la maison sont multiples :

- Préservation des bois ;
- Traitement des plantes d'intérieur ;
- Élimination des insectes et des rongeurs ;
- Traitement des parasites des animaux de compagnie ;
- Désinfectants divers ;
- Traitement des moquettes ;
- Utilisation de pesticides au jardin.

Les pesticides ont d'autre part la particularité d'imprégner les sols, les tapis, les tentures et le mobilier et d'être réémis ultérieurement. Des enquêtes, réalisées notamment aux États-Unis pour évaluer la rémanence des pesticides dans l'habitat, ont montré que les poussières et l'air des maisons sont de véritables réservoirs de résidus de pesticides, qui se dégradent moins vite en atmosphère intérieure que dans l'environnement extérieur en raison du manque de lumière solaire, de pluie, de températures extrêmes et d'action microbienne.

Les enfants sont particulièrement exposés. Marchant à quatre pattes sur les tapis et les moquettes contaminés, ils respirent les résidus ou les absorbent en portant les mains à la bouche. Certains résidus peuvent persister jusqu'à 4 ans dans les tapis malgré le passage régulier de l'aspirateur et les nettoyages à sec. Certaines expositions ne sont que ponctuelles (désinsectisation, etc.), alors que d'autres sont continues et peuvent durer des années, comme c'est le cas pour les produits de traitement des bois et pour certaines peintures. Elles se font par inhalation (aérosols, vaporisations, autres émissions), par absorption cutanée ou oculaire, et, plus rarement, de manière accidentelle par ingestion.

Effets sur la santé

Pratiquement tous les pesticides sont potentiellement dangereux. Leur dangerosité dépend non seulement de leur toxicité mais aussi de la durée et du degré d'exposition.

Dans l'habitat où les risques accidentels d'empoisonnement ne sont pas négligeables, notamment pour les enfants, il faut insister sur l'impact sanitaire que peut avoir à long terme une exposition aux pesticides à des doses faibles. Ce type d'exposition risque de perturber le fonctionnement des systèmes immunitaire et endocrinien et peut avoir une incidence sur certains cancers (cancer du sein chez la femme, cancer des testicules et de la prostate chez l'homme), sur la qualité des spermatozoïdes et sur le fonctionnement de la thyroïde. Si la toxicité de certains pesticides pris individuellement est connue, on ne sait malheureusement pas grand-chose de l'interaction possible entre les pesticides eux-mêmes et entre les pesticides et d'autres substances.

Intoxications aiguës

Les intoxications aiguës, si elles sont rares à la maison, ne peuvent toutefois être exclues. Très variable d'une matière active à l'autre, la toxicité aiguë est mesurée par la DL 50 (dose létale 50), qui est la quantité nécessaire pour tuer la moitié d'un lot de rats de 1 kilo. Elle ne figure malheureusement pas sur les emballages des produits. Plus la DL 50 est faible, et plus la toxicité aiguë est élevée. Les insecticides dits « naturels », extraits de plantes – pyrèthre et roténone – ont une toxicité aiguë relativement faible, mais ils ne sont pas inoffensifs pour autant.

Intoxication chronique

Une intoxication est chronique lorsqu'elle est le résultat d'une exposition, répétée et à long terme, à de faibles doses. Les effets n'apparaissent en général qu'au bout de plusieurs années ou dizaines d'années, voire sur la génération suivante.

Cancer

Des études menées depuis une vingtaine d'années, essentiellement aux États-Unis mais aussi en France, ont permis de faire le lien entre certains cancers et une exposition chronique aux pesticides, chez les agriculteurs et chez les particuliers utilisant des pesticides au jardin et à la maison. On a observé notamment une augmentation de la fréquence chez les enfants des tumeurs du cerveau et des leucémies, les deux cancers les plus fréquents chez l'enfant.

Affaiblissement du système immunitaire

Plusieurs études expérimentales ont montré que de nombreux pesticides ont des propriétés immunotoxiques.

Perturbation du système endocrinien

Notre organisme produit des hormones naturelles qui circulent dans le sang, agissant en messagers et servant de régulateurs à ses différentes fonctions. Ces hormones sont particulièrement importantes dans la formation du fœtus et pendant les périodes de croissance de l'enfant. Certaines substances chimiques contenues dans les pesticides entraînent des perturbations du système endocrinien en imitant les hormones naturelles ou au contraire en inhibant leur action. Ces substances, appelées « perturbateurs hormonaux », ont de multiples effets néfastes : contribution probable à l'augmentation de la fréquence des cancers hormono-dépendants (cancer du sein chez la femme, des testicules et de la prostate chez l'homme), diminution du nombre de spermatozoïdes, anomalies des organes génitaux mâles (testicules non descendus, hypospadia), perturbation du fonctionnement de la thyroïde. C'est principalement l'exposition du fœtus qui serait en cause dans ces pathologies.

Conseils pratiques

Il faut traiter le problème à la base empêcher les insectes, moisissures et autres micro-organismes de se développer grâce à une bonne hygiène, une bonne surveillance et un bon entretien de la maison.

En cas de nécessité absolue, veiller à :

- Choisir les produits les moins toxiques (pyrèthre et roténone pour les insectes de la maison et du jardin) ;
- Se conformer à la notice d'utilisation ;
- Quitter la pièce traitée après le traitement, et aérer avant d'y revenir ;
- Stocker les produits en lieu sûr, hors de la portée des enfants ;
- Pour les insectes rampants (blattes et autres), utiliser des pièges attractifs ;
- Bannir les moquettes ou tapis traités avec des insecticides.

En cas d'empoisonnement par un pesticide :

- Appeler immédiatement le centre antipoison le plus proche, le service des urgences d'un hôpital ou un médecin ;
- Identifier la substance en cause et communiquer ses caractéristiques au médecin ;

- Appliquer les mesures d'urgence inscrites sur l'emballage ;
- Si l'empoisonnement se fait par contact cutané, laver la peau à grande eau après avoir enlevé les vêtements contaminés.

PCP et lindane, des bombes à retardement

Le pentachlorophénol ou PCP

Parmi les pesticides susceptibles de polluer l'air dans nos maisons, le pentachlorophénol tient une place à part. En effet, il a été utilisé massivement comme produit de protection du bois, alors qu'on connaissait sa toxicité depuis de nombreuses années. Son interdiction en Allemagne depuis une douzaine d'années a même fait l'objet d'une plainte, de la part du gouvernement français, pour entrave à la libre circulation des produits dans l'Europe communautaire !

Sources : Le pentachlorophénol est un pesticide polyvalent qui a connu une diffusion considérable dans l'industrie du bois, du cuir et du papier, dans l'agriculture et pour les besoins domestiques. Considéré comme hautement toxique par l'OMS, il a pratiquement disparu des produits de traitement des bois, du moins pour les produits destinés au grand public. Cependant, les bois traités par le PCP continuent à polluer l'atmosphère des locaux où il a été utilisé, et cela des années après son application. Dans les années 1970 et 1980, pratiquement tous les bois étaient traités au PCP. Le PCP commercial, rarement pur, peut contenir des impuretés cancérogènes telles que des dioxines et des furanes : dibenzo-p-dioxine (CDD), hexachlorodibenzo-p-dioxine (HCDD). Il contamine de très nombreux milieux et se concentre dans les chaînes alimentaires.

Effets sur la santé : Les symptômes d'une intoxication chronique par le pentachlorophénol sont multiples et diffus : fatigue, faiblesse générale, asthénie, perte de poids, nausées, maux de tête, insomnies, nervosité, transpiration excessive, hypothermie, diminution des globules blancs. Absorbé par la peau, les muqueuses et les poumons, c'est un irritant des yeux, du nez et de la gorge, et un allergisant cutané. Il est suspecté d'être cancérogène pour l'homme. Les dioxines, présentes comme impuretés, peuvent provoquer une altération de la fonction hépatique et des lésions de la peau. Elles sont neurotoxiques et peuvent modifier la formule sanguine. Un état de fatigue important, accompagné d'anorexie et d'amaigrissement, constitue un signe fréquent d'une intoxication subaiguë et chronique au PCP. Sachant qu'il est embryotoxique et tératogène chez l'animal, toute exposition pendant la grossesse est à proscrire.

Conseils pratiques : Si une maison est contaminée par le pentachlorophénol :

- Éliminer si possible tous les bois traités par le PCP et les autres matériaux qu'il aura contaminés ;
- Si cela s'avère impossible, recouvrir les bois traités avec un vernis étanche ou une gomme-laque. Le faire si possible également dans les pièces non habitées (combles), car les courants d'air parasites existent dans la plupart des maisons et l'air pollué du grenier peut passer dans les pièces habitées, par exemple par les doubles cloisons et les circuits électriques ;
- Si l'on construit une maison neuve ou si l'on doit faire traiter les boiseries, se renseigner auprès de son architecte ou de son vendeur de matériaux sur la composition des produits proposés ;
- Si l'on doit acheter une maison déjà construite, demander à visiter le grenier ou les combles. L'odeur que l'on y percevra, surtout par temps chaud, sera une bonne indication ;
- En cas de suspicion de contamination par le pentachlorophénol, il peut être utile de faire une recherche de ce produit dans les urines. Les valeurs urinaires moyennes pour toute personne non contaminée sont de l'ordre de 10 µg/litre.

Le lindane

Le lindane, un isomère de l'hexachlorocyclohexane (HCH), était souvent associé au pentachlorophénol dans la composition des produits de traitement des bois. Il fait partie de la grande famille des organochlorés, comme le DDT, l'aldrine, le dieldrine, l'endrine et l'endosulfan.

Sources : Largement utilisé jusqu'à une époque récente en agriculture, en jardinage, comme insecticide domestique, et même pour frictionner la tête des enfants en vue d'éliminer les poux, le lindane est ubiquitaire dans l'environnement. Transporté par les courants atmosphériques, on l'a retrouvé jusque dans les glaces des régions arctiques. En raison de sa stabilité, il est persistant dans l'environnement. En tant que polluant de l'air intérieur, il provient essentiellement des bois traités. Comme le pentachlorophénol, il peut diffuser pendant des années, surtout par temps chaud.

Effets sur la santé : Le lindane est un poison du système nerveux. Il inhibe la formation d'anticorps, perturbe le fonctionnement du foie et endommage la moelle osseuse. Les symptômes d'intoxication subaiguë sont peu spécifiques : maux de têtes, asthénie, insomnies, troubles irritatifs du nez et des yeux et, plus rarement, sensibilisation cutanée. Associé au pentachlorophénol, il provoque des atteintes hématologiques pouvant aller jusqu'à la leucémie.

Parmi les insecticides de dernière génération, on trouve surtout, pour la protection du bois, les pyréthrinoïdes de synthèse (cyperméthrine, deltaméthrine, perméthrine, etc.). Ces insecticides, qui apparaissent comme la meilleure alternative à ce jour après les pyrèthres naturels, sont moins toxiques que le lindane. Mais la perméthrine et la cyperméthrine auraient un effet sensibilisant sur les personnes exposées. Ils sont beaucoup moins rémanents que le PCP et le lindane, mais ne sont pas pour autant dépourvus de toxicité.

LES PRODUITS DE COMBUSTION

Qu'ils soient émis par les appareils de chauffage domestique et de production d'eau chaude, par les appareils de cuisson, les cheminées à foyer ouvert ou les véhicules à moteur thermique, les produits de combustion contribuent à la pollution de l'air intérieur. Les polluants émis sont principalement le monoxyde de carbone, des oxydes d'azote, le dioxyde de soufre, des hydrocarbures aromatiques polycycliques (HAP), mais aussi des particules et de la vapeur d'eau.

Le monoxyde de carbone (CO)

Gaz incolore et sans odeur, le monoxyde de carbone est la première cause de mortalité accidentelle domestique par produit toxique en France.

Source

La principale source extérieure est constituée par les véhicules à moteur thermique, notamment à essence (un moteur diesel bien réglé n'émet que peu de CO). Parmi les autres sources extérieures de CO, on peut citer les centrales thermiques, au charbon notamment, et certains processus industriels tels que l'incinération des déchets.

À l'intérieur des locaux, le monoxyde de carbone est émis par les appareils de combustion : chaudières au fioul ou au gaz, poêles à bois ou à charbon, cuisinières, appareils de chauffage mobiles (braseros, réchauds à pétrole). La fumée de cigarette et les feux de bois en produisent aussi. Les véhicules de livraison dont le moteur reste en fonctionnement à l'arrêt contribuent à l'augmentation des taux de monoxyde de carbone dans les locaux si les prises d'air des systèmes de ventilation sont situées à proximité de zones de livraison ou de parking. Les gaz d'échappement et donc le monoxyde de carbone peuvent s'accumuler dans les garages s'ils sont mal ventilés et si on y laisse le moteur en marche.

Les intoxications par le monoxyde de carbone sont essentiellement dues au manque d'aération des locaux, au défaut d'entretien des appareils de chauffage, de production d'eau chaude et des conduits d'évacuation des gaz de combustion ainsi qu'à leur mauvaise installation. Des fuites dans les conduits peuvent entraîner des concentrations élevées de CO dans les pièces habitées.

Effets sur la santé

À doses élevées, le monoxyde de carbone se lie à l'hémoglobine du sang pour donner de la carboxyhémoglobine, réduisant ainsi sa capacité d'apporter l'oxygène aux cellules et aux tissus. L'affinité de l'hémoglobine est environ 240 fois plus élevée pour le monoxyde de carbone que pour l'oxygène. Une intoxication par le monoxyde de carbone se traduit par des maux de tête, de la fatigue, une diminution de la vigilance, des troubles visuels, de la confusion mentale, des vertiges, des nausées, des vomissements, de la diarrhée et pour finir, par le coma et la mort. À concentrations élevées, il peut tuer en quelques minutes. On relève chaque année en France 8 000 intoxications au monoxyde de carbone, dont 300 mortelles.Certains sujets sont plus sensibles que d'autres, notamment les personnes souffrant de maladies cardio-vasculaires ou cérébro-vasculaires, les femmes enceintes, les nouveau-nés. La haute altitude augmente la sensibilité à ses effets.

Conseils pratiques

- Faire installer les appareils de combustion par des professionnels, s'assurer de leur bon entretien et de leur bon réglage et les utiliser conformément à leur notice de sécurité.
- Veiller à la bonne ventilation des locaux où sont placés les appareils de combustion.
- Vérifier que les conduits de fumée sont bien dégagés de toute suie, gravats ou nids.
- S'assurer de la bonne étanchéité des conduits de fumée et des systèmes d'échappement des véhicules à moteur.
- Faire ramoner les conduits de cheminée tous les ans.
- Ne jamais bricoler une installation et respecter les conditions d'utilisation du chauffage d'appoint.
- Installer un détecteur de CO dans la maison.

Les oxydes d'azote

Les oxydes d'azote : l'oxyde nitrique (NO) et le dioxyde d'azote (NO_2) sont produits par la combustion de carburants fossiles. Le NO est rapidement transformé dans l'atmosphère en NO_2, substance beaucoup plus toxique.

Sources

Le dioxyde d'azote, gaz brun rougeâtre, est un polluant industriel et automobile bien connu. Émis principalement par les gaz d'échappement des véhicules à moteur, il contribue largement à la pollution de l'atmosphère, notamment dans les grandes agglomérations. Toutefois, les valeurs observées à l'intérieur des locaux sont généralement très supérieures à celles observées à l'extérieur, notamment dans les cuisines équipées de chauffe-eau et de cuisinière au gaz.

Effets sur la santé

Une exposition aiguë au dioxyde d'azote provoque de la toux et une irritation de la gorge et des yeux pouvant conduire en cas d'exposition prolongée à des difficultés respiratoires et à un œdème pulmonaire. Une exposition chronique à de faibles concentrations favorise le développement de maladies respiratoires : infections pulmonaires, emphysème. Les enfants, les asthmatiques et les personnes souffrant de troubles respiratoires sont particulièrement exposés aux effets du dioxyde d'azote.

Conseils pratiques

- S'assurer que le chauffe-eau et la cuisinière au gaz sont bien réglés. Une flamme jaune indique un mauvais réglage.
- Ne pas oublier de se servir de la hotte de cuisine.
- Aérer au maximum la cuisine pendant la cuisson.

Le dioxyde de soufre (SO_2)

Sources

Gaz incolore plus lourd que l'air et à odeur forte, le dioxyde de soufre provient essentiellement de la combustion du charbon et du pétrole contenant des dérivés soufrés. L'air intérieur peut être pollué par les gaz émis par une chaudière au fioul ou par ceux provenant de sources extérieures, notamment si l'on habite près d'une centrale thermique ou d'une usine d'incinération d'ordures ménagères.

Effets sur la santé

Une intoxication aiguë au dioxyde de soufre, rapidement absorbé par les muqueuses nasales, se traduit par une rhinite, une conjonctivite ou une bronchite. Une exposition à de fortes concentrations peut conduire à un œdème pulmonaire mortel.

Les hydrocarbures aromatiques polycycliques (HAP)

Il s'agit d'un groupe de substances chimiques émises lors de la combustion incomplète ou de la pyrolyse de matières organiques. On trouve ces substances dans les goudrons, les créosotes, l'asphalte et le bitume, dans la suie des cheminées, dans les gaz d'échappement des véhicules à moteur thermique mais aussi dans la fumée de tabac et dans les fumées dégagées par les barbecues. Les risques d'exposition aux HAP sont particulièrement importants sur les lieux de travail, dans les usines de production de bitume et d'asphalte, les incinérateurs d'ordures ménagères et toutes les industries pétrolières.
Les bois traités avec de la créosote peuvent en libérer. Bien que moindres, les risques dans l'habitat sont réels : fumée de cigarette, feux de bois dans les cheminées à foyer ouvert, poêles à bois ou à charbon, barbecue, etc. Les grillades faites au barbecue ou sur le feu de la cheminée risquant d'être imprégnées par les HAP, il est recommandé d'en modérer la consommation.

Effets sur la santé

L'exposition aux HAP se fait essentiellement par inhalation et contact cutané, accessoirement par ingestion. Les tissus adipeux, le foie et les reins sont les principales cibles de ces toxiques. Une exposition prolongée pourrait être à l'origine de cancers cutanés et pulmonaires. La fumée de tabac est cancérogène notamment en raison de la présence de HAP, et en particulier de benzo(a)pyrène, classé par l'IARC* dans les substances cancérogènes pour l'homme.

LES PARTICULES ET LES FIBRES

Les particules

Les particules sont constituées d'un mélange de plusieurs substances physiques et chimiques qui se présentent sous forme solide ou sous forme de gouttelettes en suspension dans l'air et dont les dimensions vont de 0,005 à 100 microns. Atteignant les alvéoles pulmonaires, les particules les plus dangereuses sont celles qui ont un diamètre compris entre 0,1 et 10 microns.

Sources

Les particules que l'on retrouve dans l'habitat ont différentes sources, autant extérieures qu'intérieures. L'air extérieur qui s'infiltre dans la maison ou qui alimente son système de ventilation est chargé de poussières de toutes sortes : pollens et poussières naturelles dans les zones agricoles, particules liées à la pollution industrielle et automobile dans les zones urbaines. De nombreuses particules sont émises lors de la combustion incomplète du charbon, du bois et des carburants, notamment du gasoil (fumées des moteurs diesels). Les sources intérieures sont principalement les appareils de combustion, les foyers à feu ouvert et la fumée de tabac.

Effets sur la santé

Constituées de particules très fines, les poussières peuvent contenir divers contaminants potentiellement toxiques : fibres (amiante, laine de verre et laine de roche), métaux lourds, spores de moisissures, allergènes, biocontaminants, polluants chimiques divers.
Les effets sur la santé des particules dépendent de leur taille et de leur concentration. Elles sont d'autant plus nocives qu'elles sont petites : inférieures à 120 microns, elles atteignent facilement les alvéoles pulmonaires. Plus grosses, elles seront arrêtées au niveau des voies respiratoires supérieures – muqueuses nasales, larynx.

Les effets aigus des particules se traduisent essentiellement par des problèmes respiratoires. Il est de plus en plus probable qu'une exposition à long terme à de faibles concentrations a pour effet d'augmenter la fréquence des bronchites et de diminuer la fonction pulmonaire, notamment chez les enfants.
Les particules émises lors de la combustion incomplète du charbon, du bois et de certains carburants sont particulièrement dangereuses. Elles contiennent en effet d'autres substances toxiques, comme par exemple le benzo(a)pyrène et l'ozone, tous deux cancérogènes.
Jouant par terre, rampant sur les tapis et les moquettes et mettant très facilement la main à la bouche, les enfants sont particulièrement exposés aux poussières et aux particules, qui peuvent être chargées de métaux lourds tels que le plomb, ainsi que de divers polluants. Le danger vient surtout des tapis et des moquettes qui, comme nous l'avons vu, sont de véritables réservoirs de substances toxiques.

Conseils pratiques

- Passer fréquemment l'aspirateur sur les tapis et moquettes, et utiliser un aspirateur pourvu d'un filtre à haute efficacité.
- L'installation dans l'entrée d'un paillasson régulièrement nettoyé évitera d'apporter avec les chaussures poussières et traces de métaux lourds et de pesticides.
- Ôter ses chaussures avant d'entrer dans la maison si l'on vient du jardin ou du travail.
- Lisses et plus faciles à nettoyer, les sols carrelés et les parquets sont préférables à la moquette.
- Installer sur les entrées d'air du système de ventilation des filtres à particules si l'on habite dans une zone polluée.
- Préférer, pour un usage fréquent, une cheminée à foyer fermé plutôt qu'à foyer ouvert.
- Veiller à la bonne efficacité de la hotte de cuisine.
- Bannir le tabac à la maison (et ailleurs !).
- Ne pas laisser les matériaux d'isolation se dégrader.

Les fibres

La toxicité des fibres d'amiante est bien connue et a conduit à leur interdiction, bien trop tardive. On estime que plusieurs dizaines de personnes mourront, dans les décennies à venir, d'avoir inhalé trop de fibres d'amiante dans le cadre de leur activité professionnelle. Les fibres de laine de roche et de laine de verre présentent des risques bien moindres, mais ne sont pas pour autant dépourvues de toxicité, surtout pour ceux qui les manipulent. Le désamiantage est une opération particulièrement dangereuse, qui doit être faite par des spécialistes équipés pour cela.

Effets sur la santé

Les fibres minérales artificielles libérées par la laine de verre et la laine de roche sont irritantes pour les muqueuses – yeux, nez, gorge – et pour la peau. Plus petites que celles de la laine de verre, les fibres de la laine de roche sont plus dangereuses pour les voies respiratoires et les poumons.

Conseils pratiques

- Préférer aux laines minérales des isolants d'origine végétale (voir page 90).
- Si l'on doit cependant manipuler de la laine de roche ou de la laine de verre, se protéger avec un masque, des lunettes et des gants, et porter des vêtements plutôt amples mais bien fermés au niveau des poignets, des jambes et du cou.
- Les fibres des laines minérales risquant d'être facilement dispersées, préférer, si on les utilise, celles qui sont collées sur un support : rouleaux et panneaux.
- Veiller à ce que laine de roche et laine de verre soient bien contenues et bien isolées des pièces habitables, car tout courant d'air parasite ou un système de ventilation inadapté peuvent favoriser la dispersion de leurs fibres dans l'air ambiant. Cela est particulièrement vrai si elles sont posées sur des faux plafonds dont l'étanchéité n'est jamais parfaite (espace entre les dalles, ouvertures des spots d'éclairage, etc.).
- Il faut savoir que la laine de verre est assez sensible à l'humidité et perd une partie de son pouvoir isolant en cas d'humidification. Elle favorise alors le développement de micro-organismes.

LES CONTAMINANTS BIOLOGIQUES

Divers contaminants biologiques – acariens, champignons, bactéries, virus et pollens – font partie de notre environnement, tant extérieur qu'intérieur, et contribuent grandement à la mauvaise qualité de l'air intérieur.

Moquettes, literie, matériaux isolants, revêtements muraux, dalles de plafond, systèmes de ventilation sont les lieux de prédilection des contaminants biologiques. Il leur faut pour se développer des substances nutritives et de l'humidité, conditions qui sont généralement réunies dans certains endroits de la maison : salle de bains, cuisine, tapis et tapisseries humidifiées, humidificateurs des systèmes de conditionnement d'air et toute zone de moisissures. Leur développement est largement favorisé par une chaleur et une humidité excessives ainsi que par la saleté et le mauvais entretien des installations.

Les principaux contaminants biologiques de l'air sont :

- Les acariens ;
- Les moisissures ;
- Les agents infectieux : bactéries et virus ;
- Les particules et autres matières organiques libérées par les animaux de compagnie : squames, urine, poils, salive ;
- Les pollens.

Effets sur la santé

Les contaminants biologiques peuvent être toxiques et à l'origine de maladies infectieuses, notamment la fièvre des humidificateurs et la maladie des légionnaires, et de diverses pathologies allergiques : rhinites, asthme, alvéolite allergique et dermatoses. Les réactions allergiques peuvent aller du simple inconfort à la crise d'asthme, et sont le plus souvent liées à la présence d'acariens, d'allergènes d'animaux de compagnie, de

champignons et de pollens. Par ailleurs, les moisissures, qui sont des champignons microscopiques, produisent des mycotoxines toxiques.
La présence de plus en plus fréquente de substances allergènes dans l'habitat est certainement une des causes de l'augmentation de la gravité et de la fréquence de l'asthme et des allergies en général. Ces allergies se traduisent par des signes cliniques classiques : yeux larmoyants, éternuements, nez qui coule, toux, difficultés respiratoires, maux de tête et fatigue.

Les acariens

Les acariens sont des animaux microscopiques (1/4 de millimètre) au fort pouvoir allergisant de par les protéines retrouvées sur leurs corps, dans leurs déjections et dans les débris de leurs cadavres et de leur peau après la mue.
Les plus connus sont les *Dermatophagoides pteronyssinus* et les *Dermatophagoides farinæ*. Ils sont à l'origine d'asthme et d'allergies respiratoires. Se nourrissant essentiellement de squames de peau humaine et de moisissures qui se développent sur ces débris, ils colonisent coussins, peluches, tissus d'ameublement, moquettes et couvertures avec une prédilection pour la poussière de matelas, qui reste le principal réservoir d'allergènes. Leur prolifération nécessite des conditions particulières de température et d'humidité, les conditions optimales étant de l'ordre de 25°C pour la température et de 70 à 80% pour l'hygrométrie. On ne retrouve pratiquement plus d'acariens lorsque l'hygrométrie est inférieure à 45% pour des températures de l'ordre de 20°C à 22°C. Dans nos régions tempérées, les acariens sont plus nombreux en été qu'en hiver et leur population diminue avec l'altitude : on a peu de chance d'en trouver au-dessus de 1200 mètres. Les allergènes d'acariens ne sont mesurables dans l'air que lors de certaines activités ménagères telles que le passage de l'aspirateur, qui se révèle bien souvent nettement insuffisant pour abaisser leurs taux à un niveau acceptable.

Conseils pratiques

- La propreté et l'élimination de la poussière sont les meilleurs moyens de se prémunir contre les acariens.
- Ne pas oublier d'aérer régulièrement les literies et de les laver à 60°C.

- Passer l'aspirateur sur les moquettes plutôt deux fois qu'une si l'on est sujet aux allergies.
- Utiliser un aspirateur dont les filtres ont le label « haute efficacité » ou HEPA*.
- Veiller à ce que l'hygrométrie et la température dans le logement ne soient pas trop élevées (inférieures respectivement à 60 % et 20 °C).
- Surveiller les sources d'humidité : condensation, infiltrations d'eau de pluie, remontées capillaires.
- Remplacer éventuellement les moquettes par un sol lisse et lavable.
- Si l'on est allergique, remplacer son matelas en laine par un matelas en mousse synthétique et le couvrir avec une housse en plastique. Éviter les oreillers en plume.
- En dernière limite, si l'on doit avoir recours à des acaricides, il est bon de savoir qu'ils ne sont pas très efficaces dans le traitement des matelas et des canapés. Des housses à matelas perméables à la transpiration ont une certaine efficacité et permettent de réduire les taux d'allergènes.
- Si l'on soupçonne la présence d'acariens dans sa maison, utiliser le test Acarex (en pharmacie).

Les moisissures

Les moisissures sont des champignons microscopiques qui se développent sur les matières organiques en décomposition : bois, tissus, aliments, papiers, etc.
Parmi les milliers d'espèces répertoriées, les *Penicillium*, les *Trichoderma* et les *Aspergillus* nous intéressent plus particulièrement. La contamination se fait lors de la dissémination de leurs spores par voie aérienne. La majorité de ces moisissures se développent en atmosphère intérieure à des températures allant de 10 °C à 35 °C, leur développement étant favorisé par des taux d'humidité supérieurs à 50 %.
Irritation des muqueuses, rhinites et asthme allergiques peuvent être provoqués par les mycotoxines produites par les moisissures. Leurs effets toxiques généraux se caractérisent par de la fièvre, des frissons, des maux de tête et des nausées.
Si l'on suspecte une contamination de son habitation par les moisissures (odeurs de moisi), il faut procéder à une inspection en règle des diffé-

rentes pièces. Rechercher toute trace d'humidité et de condensation sur les murs et fenêtres ainsi que les fuites d'eau et les infiltrations d'eau de pluie. Si l'on n'arrive pas à déterminer la nature des champignons qui pourraient être à l'origine des troubles allergiques ressentis, une analyse peut se révéler indispensable.

Rappelons les principales sources d'humidité dans la maison :

- Remontées d'humidité du sol ;
- Fuites dans les canalisations ;
- Vapeur d'eau dégagée dans la cuisine et la salle de bains ;
- Plantes vertes ;
- Métabolisme des occupants ;
- Sèche-linge, climatiseur, humidificateur ;
- Infiltration d'eau de pluie.

Conseils pratiques

- Mettre en pratique les différents conseils donnés dans ce livre pour éviter les excès d'humidité (suppression des infiltrations d'eau, ventilation, murs respirants, arrosage modéré des plantes d'appartement, etc.) ;
- En hiver, chauffer un minimum toutes les pièces, même non occupées ; pour éviter toute condensation, isoler les tuyauteries d'eau froide situées dans les endroits chauffés ;
- Utiliser un déshumidificateur si nécessaire ;
- Vider et nettoyer régulièrement les bassins de rétention d'eau des humidificateurs, des réfrigérateurs, des climatiseurs, tout endroit où l'eau peut stagner ;
- Le nettoyage des moisissures requiert certaines précautions pour éviter la dispersion de leurs spores. Avant de nettoyer, les aspirer avec un aspirateur muni d'un filtre à haute efficacité (filtre absolu).

Les bactéries

Présences humaines ou animales sont essentiellement à l'origine de la contamination bactérienne de notre air intérieur. Certaines bactéries associées à des champignons sont impliquées dans la fièvre des humidificateurs. Elles se développent dans les réservoirs des humidificateurs et des systèmes de climatisation mal entretenus. Comme pour les moisissures, il faut faire la guerre à toutes les zones humides et de condensation, ainsi qu'aux fuites ou infiltrations d'eau et veiller à un bon entretien du système de ventilation.

La légionellose

La légionelle est une bactérie présente dans notre environnement naturel (eau et sol). Elle est généralement inoffensive pour l'homme mais peut dans certaines conditions affecter notre système respiratoire et provoquer une pneumopathie mortelle après une période d'incubation comprise entre 2 et 13 jours, la moyenne se situant entre 5 et 6 jours. Les symptômes précurseurs sont la fièvre, des maux de tête, des problèmes digestifs et des difficultés respiratoires. Le taux de mortalité est de l'ordre de 15 % parmi les personnes touchées. En France, les cas de légionellose sont de plus en plus fréquents ; c'est une maladie à déclaration obligatoire.

Non mortelle, la « fièvre de Pontiac », apparue aux États-Unis en 1968 et due, elle aussi, à une certaine catégorie de légionelle, a des conséquences moins dramatiques que la précédente. Elle se présente généralement sous forme d'épidémie pouvant toucher 95 % d'une population exposée. Sa durée d'incubation est plus courte, de l'ordre de quelques heures à 48 heures. Elle disparaît aussi vite qu'elle est venue, après 2 à 5 jours.

Les légionelles se trouvent naturellement dans l'eau potable et il leur faut certaines conditions de température pour se développer (entre 30 °C et 50 °C). Véhiculées dans les aérosols, elles peuvent se transmettre par les systèmes de distribution d'eau chaude dans les hôpitaux, les hôtels et autres lieux publics, par les équipements de thérapie respiratoire, les Jacuzzi, les Spa, les pommes de douche ainsi que par les humidificateurs et les systèmes de climatisation. Une bonne hygiène est donc recommandée, notamment en ce qui concerne les Jacuzzi et les Spa. Un bon entretien des systèmes de climatisation, de conditionnement d'air et des humidificateurs est également indispensable. Maintenir les systèmes de production d'eau chaude à une température supérieure à 50 °C, de préférence 65 à 70 °C, température qui inactivera la bactérie.

Les animaux de compagnie

De nombreux animaux de compagnie sont sources d'allergènes : les chats et les chiens, mais aussi les cochons d'Inde, les lapins, les hamsters et certains oiseaux. L'humidité, la température, l'altitude et le type de logement n'ont que peu d'influence sur la nature des allergènes émis par cette catégorie d'animaux.

Les poils de chat, notamment leurs racines, sont particulièrement allergisants car porteurs d'un allergène puissant, le Fel d I. Les moquettes ont la particularité de retenir les allergènes de chat. Les protéines contenues dans sa salive sont également très allergisantes. L'allergène de chat pouvant être importé par les vêtements, on arrive à en détecter de faibles concentrations dans des maisons sans chat. Les personnes allergiques seraient moins vulnérables à l'allergène du chien (Can f 1) et leurs réactions peu spécifiques. Si le pelage du chien en est la source principale, on retrouve également cet allergène dans sa salive.

Conseils pratiques

- Veiller à la propreté des animaux de compagnie et des lieux qu'ils fréquentent.
- Aérer fréquemment.
- Supprimer toute moquette.
- L'utilisation d'un aspirateur ayant un filtre de haute efficacité, dit filtre absolu, permet d'éviter une dispersion aérienne des allergènes. Un système d'aspiration centralisé qui permet d'évacuer l'air aspiré directement à l'extérieur est encore plus efficace.
- Se séparer de l'animal responsable de l'allergie ou le garder hors de la maison reste bien entendu la solution la plus efficace.

Les pollens

Source d'allergies, la pollution par les pollens touche près de 20% de la population française. Les allergènes contenus dans les grains de pollen sont libérés soit par certains arbres (bouleau, chêne, platane, cyprès, etc.), soit par des plantes herbacées (graminées, armoises, ambroisies, etc.). Inhalés, les grains de pollens se déposent sur les muqueuses nasales et déclenchent chez les sujets allergiques des symptômes dont les plus spectaculaires sont ceux du rhume des foins. Variable d'une région à l'autre, la pollinisation est aussi fonction des saisons. On peut distinguer trois saisons de pollinisation :

La saison hivernale, de décembre à mars, pendant laquelle les pollens de cyprès, plus particulièrement en région méditerranéenne, sont pratiquement les seuls à être émis. Ils sont suivis à la fin de l'hiver par les pollens de noisetier, d'aulne, de frêne et de peuplier ;

La saison printanière, de fin mars à fin juin, qui est la saison pollinique la plus importante. Elle commence par les pollens de bouleau suivis par ceux du chêne, du platane et du hêtre. Suivent en mai les pollens des graminées qui sont à l'origine du fameux rhume des foins ;

La saison estivale, de fin juin à fin octobre, est celle des pollens d'armoise sur toute la France et de l'ambroisie (très allergisante) dans la région lyonnaise. Bien que moins allergisants, les pollens de châtaignier sont également émis en très grande quantité pendant cette période estivale.

Selon certains travaux, la pollution urbaine – et notamment les particules émises par les moteurs diesels ainsi que les HAP* – pourrait être responsable d'une potentialisation des réactions allergiques. En France, la pollinisation est contrôlée par le Réseau national de surveillance aérobiologique (RNSA). Des capteurs de particules ont été placés sur différents sites dans la plupart des grandes villes françaises.

Sur le site Internet du RNSA on trouve des cartes présentant les risques allergiques pour les principaux pollens : http ://www.rnsa.asso.fr. Il existe également un site européen sur les pollens : http ://www.cat.at/pollen/

Les cafards et les blattes

Les cafards, dont la présence est surtout fréquente en milieu urbain, sont très allergisants, notamment pour l'enfant. La poussière est un excellent vecteur de leurs allergènes dont on retrouve les taux les plus élevés dans la cuisine.

Pour éviter leur prolifération, veiller à une hygiène stricte des sols et des paillasses de cuisine ainsi que des salles de bains. Éviter de stocker trop longtemps les ordures ménagères.

LES AUTRES CONTAMINANTS

L'ozone

L'ozone est un gaz incolore à l'odeur âcre, détectable à de faibles concentrations. Il existe à l'état naturel dans les couches supérieures de l'atmosphère suite à l'action du rayonnement ultraviolet sur l'oxygène, nous protégeant ainsi de ces mêmes UV. Au niveau du sol, l'ozone contribue à la pollution atmosphérique d'origine photochimique, notamment dans les grandes agglomérations. Les gaz d'échappement des véhicules à moteur contiennent du dioxyde d'azote (NO_2) qui libère de l'ozone (O_3) par le rayonnement ultraviolet. Les concentrations sont particulièrement élevées les jours de grand trafic automobile, lorsque les conditions météorologiques sont favorables : situation anticyclonique et températures élevées.

Bien que les risques dans l'habitat soient faibles, l'air intérieur peut être pollué par l'ozone, notamment lors de l'utilisation de certaines machines à photocopier déjà anciennes. Les plus modernes sont équipées de filtres à ozone à charbon actif, limitant ainsi la pollution par cette substance. Les imprimantes laser en produisent également, mais en quantité beaucoup plus faible. L'appareillage électrique en libère, notamment au moment du démarrage des moteurs. Utilisé comme agent désodorisant, l'ozone sert également à stériliser l'eau dans certaines stations de traitement. Les infiltrations d'air extérieur constituent cependant la principale source d'ozone de l'air intérieur.

Effets sur la santé

L'ozone est un irritant des muqueuses extrêmement puissant et très agressif. Le seuil de perception olfactive se situe entre 15 et 40 $\mu g/m^3$. Les personnes qui ont une activité physique extérieure intense comme les sportifs sont plus sensibles que les autres à son exposition et voient leurs performances diminuer. Les asthmatiques réagissent à des concentrations de l'ordre de 160 $\mu g/m^3$, mais généralement les premiers symptômes

– maux de tête, vertiges, irritation des muqueuses – surviennent à partir de 250 µg/m³. L'ozone provoque une altération de la fonction respiratoire, et une exposition de 2 heures à une concentration de 800 µg/m³, et même moins, entraîne des problèmes bronchiques. L'ozone agit sur les bronchioles et les alvéoles pulmonaires et peut, à des concentrations élevées, provoquer un œdème et des modifications de la formule sanguine. Une exposition chronique peut se traduire par de l'emphysème. Si, contrairement à ce que l'on observe pour le dioxyde d'azote et le dioxyde de soufre, la différence de sensibilité à l'ozone ne semble pas très importante entre les personnes en bonne santé et les asthmatiques, ces derniers, ainsi que les enfants et les personnes atteintes de problèmes respiratoires, sont cependant plus sensibles à ses effets. L'ozone est rarement un polluant urbain isolé et son association avec d'autres polluants environnementaux contribue à en augmenter la toxicité.
L'OMS a établi pour l'ozone des valeurs guides de 100 à 120 µg/m³ pendant 8 heures et de 150 à 200 µg/m³ pendant 1 heure. L'EPA* a adopté en 1997 une valeur moyenne de 96 µg/m³ pendant 8 heures.

Le radon

Le radon, issu de la dégradation de l'uranium 238, est un gaz naturel, incolore, inodore et radioactif que l'on trouve naturellement dans certains types de sols. Sa concentration, très variable selon les régions, est particulièrement élevée dans les régions granitiques, notamment en Bretagne et dans le Limousin. Des trois types de radon existants, seul le radon 222 présente une menace pour notre santé. Le radon est un polluant gazeux particulièrement insidieux et ubiquitaire. Plus importante en automne après le réchauffement du sol pendant l'été, l'intensité de son dégagement dépend également des conditions atmosphériques du moment, notamment de la pression et de la température. Ces variations sont journalières et le dégagement est maximal pendant la nuit, après le réchauffement diurne.

Sources

Émis principalement par le sol, le radon a la particularité de s'infiltrer dans nos maisons par la moindre fissure, plus particulièrement dans les sous-sols, les caves et les vides sanitaires mal ventilés. Sa diffusion dans la maison est facilitée par la convection de l'air : en montant, l'air chaud crée une aspiration au niveau du sol. Le système de ventilation à simple flux favorisant les remontées du radon en mettant la maison en légère dépression, il est préférable, dans les régions à risque, d'installer un système à double flux qui la mettra en légère surpression (voir page 111). Présent dans les eaux souterraines, le radon peut également contaminer l'eau des puits. Les risques dans les logements ont augmenté ces dernières années en raison d'une meilleure isolation et d'une réduction de la ventilation. Les pièces les plus vulnérables étant celles qui se trouvent au rez-de-chaussée, l'habitat collectif est moins concerné par le radon que les maisons individuelles.

Effets sur la santé

Le radon et ses dérivés sont classés cancérogènes pour l'homme par l'IARC. Il serait la deuxième cause de mortalité par cancer du poumon après le tabagisme. Selon l'OMS, 2 à 5% des cancers du poumon seraient dus au radon. Les risques sont augmentés s'il est associé à la fumée de tabac. Une exposition à de faibles concentrations sur une longue période peut avoir des conséquences plus graves qu'une courte exposition à des concentrations élevées. Ainsi, selon l'EPA, les risques seraient les mêmes pour une personne exposée dans sa maison durant toute sa vie à 740 becquerels par mètre cube d'air (Bq/m^3) que pour celle qui fume un paquet de cigarettes par jour. Toujours selon l'EPA, le radon serait responsable d'environ 14 000 morts par an aux États-Unis.

Concentrations habituellement rencontrées

Selon une étude réalisée en 1994 par l'Institut de protection et de santé nucléaire (IPSN), on a relevé des taux moyens de 61 Bq/m^3 dans les habitations des 46 départements les plus exposés en France. Toutefois, ces valeurs ne sont qu'une moyenne et les écarts entre deux habitations peuvent aller de 40 Bq/m^3 à 6 000 Bq/m^3. D'autres études, notamment européennes, ont mis en évidence des concentrations moyennes de 20 à 50 Bq/m^3 à l'intérieur des bâtiments, les moyennes extérieures étant dix fois plus faibles. Selon l'OMS, les concentrations moyennes dans l'air intérieur, bien qu'étant dix fois supérieures dans certaines régions, sont de 20 à 70 Bq/m^3.

En 1992, la Direction générale de la santé (DGS), en collaboration avec les directions départementales des affaires sanitaires et sociales (DDASS), a entrepris de faire des mesures de radon dans une dizaine de départements français. Comme on pouvait s'y attendre, les concentrations relevées dans les régions granitiques sont les plus élevées, dépassant les 150 Bq/m3 dans le Finistère, la Loire, la Creuse, la Haute-Vienne et en Corrèze. Elles sont beaucoup plus faibles dans les départements dont les sols sont de nature sédimentaire, de l'ordre, par exemple, de 14 Bq/m^3 dans les Bouches-du-Rhône.

Conseils pratiques

- Il peut être utile de faire des mesures de radon avant de construire, plus particulièrement dans les régions à risque.
- Ne pas laisser les sols en terre battue.
- Veiller à la bonne étanchéité de la dalle en béton séparant la cave ou le sous-sol des pièces habitables. Avant de construire en région sensible, faire une dalle étanche sur terre-plein.
- Pour éviter les remontées de radon, prévoir lors de la construction l'installation d'un film plastique d'étanchéité sous la dalle de sol.
- Installer les chambres à coucher de préférence à l'étage.
- Maintenir les pièces en légère surpression par un système de ventilation à double flux.
- Ventiler le vide sanitaire.
- Le CRII-RAD*, le CEA* ou le CSTB* donnent tous les conseils utiles pour réduire le radon dans les maisons.
- Faire mesurer les concentrations de radon en cas de suspicion de la présence de ce dernier dans un sous-sol et dans des pièces en rez-de-chaussée.
- Si le radon est pratiquement absent dans l'eau distribuée par les circuits d'eau potable, il n'en est pas de même de l'eau de certains puits, qui peut être chargée en radon. Mieux vaut la contrôler.
- Dans les zones à risque, faire procéder à une analyse de son atmosphère et à un diagnostic de l'étanchéité du sol. Il est possible de faire appel à différents laboratoires : CRII-RAD, CRPM*, IPSN*.

Une circulaire conjointe établie par les ministères du Logement et de la Santé (DGS et DG UHC n° 99/46) du 27 janvier 1999, relative à l'organisation de la gestion du risque lié au radon, donne la liste des 27 départements français qui présentent les concentrations moyennes de radon les plus élevées : Allier, Hautes-Alpes, Alpes, Ardèche, Aveyron, Calvados, Cantal, Corrèze, Côtes-d'Armor, Creuse, Doubs, Finistère, Indre, Loire, Haute-Loire, Lozère, Morbihan, Nièvre, Puy-de-Dôme, Rhône, Savoie, Haute-Savoie, Deux-Sèvres, Haute-Vienne, Vosges, Territoire de Belfort, Corse-du-Sud, Haute-Corse.

Le plomb

On sait depuis longtemps que le plomb est un polluant très toxique. Le saturnisme ou intoxication au plomb fut la première maladie professionnelle indemnisée en France et constitue une menace pour la santé, notamment pour celle des enfants qui vivent dans des logements anciens et vétustes.
Nous pouvons tous être exposés au plomb présent dans l'air et dans les poussières, dans l'eau du robinet, dans la nourriture, dans le sol contaminé et plus particulièrement dans certaines peintures.

Sources

Si les expositions professionnelles au plomb sont encore nombreuses (mines, métallurgie, fabrication de munitions ou d'accumulateurs, peintures, insecticides, écrans antiradiations, soudures, etc.) les non professionnelles peuvent nous concerner tous. Le risque est important dans les constructions vétustes, notamment dans celles qui ont été réalisées avant la fin des années 1940, période où toutes les peintures contenaient du plomb. Le plomb contenu dans les poussières provient en effet en grande partie de la dégradation des vieilles peintures, de leur décapage ou de leur ponçage.
Les canalisations au plomb sont également une source d'exposition importante, le plomb se dissolvant dans l'eau, plus particulièrement quand elle est douce. Il existe encore dans de nombreuses villes françaises des branchements en plomb entre le réseau principal, les compteurs d'eau et les tuyauteries de certains immeubles anciens.
L'atmosphère des villes n'est pas exempte de plomb en raison des émissions industrielles. Cependant, l'utilisation de l'essence sans plomb depuis quelques années a largement contribué à une diminution très nette de ce dernier dans l'air des agglomérations. Nous pouvons égale-

ment être exposés au plomb par la chaîne alimentaire et les poussières qui se déposent sur le sol et la végétation.

Effets sur la santé

Le plomb inhalé sous forme de particules fines, inférieures à 1 micron, se dépose dans les poumons. Si pour l'adulte l'exposition se fait surtout par inhalation, pour l'enfant elle se fait également par ingestion. Les fœtus, les bébés et les enfants sont particulièrement vulnérables aux effets toxiques du plomb, car il est plus facilement absorbé par des organismes jeunes et encore en croissance. Le plomb peut également être transmis de la mère au fœtus par le cordon ombilical et à l'enfant par le lait maternel.

Hormis les intoxications accidentelles à de fortes doses, le plomb, comme le radon et l'amiante, n'a pas d'effet toxique immédiat mais plutôt des effets à long terme. Il interfère avec la production de globules rouges et est une cause d'anémie, d'hypertension artérielle, d'insuffisance rénale, de problèmes cognitifs et de retard mental chez certains enfants. Le plomb a également des effets sur le développement et la croissance du système nerveux central.

Les symptômes d'un début de saturnisme sont peu spécifiques : fatigue, irritabilité, troubles du sommeil, douleurs abdominales et anémie. Absorbé à de fortes doses, généralement de manière accidentelle, le plomb provoque des troubles digestifs, des douleurs abdominales, une atteinte rénale, des convulsions, le coma et finalement la mort.

La concentration de plomb dans le sang ou plombémie est un très bon indicateur d'exposition récente et globale. Ainsi les adultes dont le taux sanguin dépasse les 800 µg/l et les enfants dont les taux atteignent les 700 µg/l sont atteints d'anémie.

Concentrations

Les concentrations dans l'air extérieur sont très variables et dépendent largement du degré d'industrialisation et d'urbanisation, ainsi que du mode de vie. On a pu mesurer des concentrations supérieures à 10 µg/m^3 dans des zones urbaines situées près de fonderies, et des concentrations inférieures à 0,1 µg/m^3 dans certaines villes.

L'OMS a établi une valeur guide de 0,5 µg/m^3 pour le plomb, tout en demandant que les concentrations soient maintenues à un niveau aussi bas que possible. Ce seuil de 0,5 µg/m^3, également fixé par l'Union européenne, sera applicable en 2005. Les concentrations moyennes de plomb dans le sang ne devraient pas dépasser 54 µg/l.

Conseils pratiques

- Vérifier que les peintures, surtout anciennes, ne contiennent pas de plomb. Il existe un appareil permettant la lecture directe de la teneur en plomb des couches de peinture. Il évite le recours à une analyse en laboratoire. Prendre des précautions, en portant un masque, des lunettes et des gants, lors du décapage, du ponçage ou du grattage d'une peinture au plomb. Ne pas la brûler.
- En cas de contact avec le plomb dans le milieu professionnel, il est impératif de changer de vêtements et de nettoyer ses chaussures avant de rentrer chez soi pour ne pas contaminer ses proches. Les vêtements de travail doivent être lavés à part.
- Vérifier que les canalisations d'eau ne sont pas en plomb, ce qui est encore souvent le cas dans les maisons et les immeubles anciens. Les remplacer si c'est le cas.
- Faire contrôler la teneur en plomb de l'eau du robinet.
- Faire établir un dosage sanguin en cas de suspicion de contamination d'un enfant par le plomb.
- Laver très régulièrement les jouets en peluche qui pourraient être contaminés.

La vapeur d'eau

Dans l'habitat, la vapeur d'eau est générée par le métabolisme et la respiration des occupants (humains, animaux et plantes), par les appareils de combustion et lors de certaines activités domestiques : lessive, bains et douches, vaisselle, séchage du linge, etc. Si elle n'est pas évacuée correctement par une bonne aération, elle contribue à la pollution de l'air intérieur, tout excès d'humidité nuisant au confort et favorisant le développement de contaminants biologiques. Une hygrométrie trop élevée provoque de la condensation sur les parois froides – vitres, murs et plafonds – dans les pièces non chauffées, notamment en hiver. La condensation aura pour conséquence l'apparition de moisissures sur les murs et les plafonds, et une détérioration de certains matériaux : plâtres, boiseries et revêtements muraux.

Effets sur la santé

Trop élevée ou trop faible, l'hygrométrie peut avoir des effets importants sur la santé, déjà évoqués. Par ailleurs, elle agit directement sur notre sensation de confort ou d'inconfort, donc sur notre bien-être. Associée à des températures élevées, elle favorise la transpiration.

L'amiante

L'amiante, encore appelé asbeste, est une fibre naturelle extraite par le broyage de roches de silicate. Il existe six sortes d'amiante : le chrysotile ou amiante blanc, surtout utilisé dans le flocage et le plus répandu, la crocidolite ou amiante bleu, la plus dangereuse, l'amosite, l'anthophylite, la trémolite et l'actinolite. Bien que l'amiante soit maintenant interdit, il faut aborder le sujet, car on en trouve encore dans un certain nombre d'habitations.

Sources

En raison de leurs multiples qualités : faciles à tisser parce que longues et résistantes, très bons isolants thermiques, phoniques et électriques, particulièrement résistantes aux hautes températures et au feu, les fibres d'amiante ont été largement utilisées dans de très nombreux domaines.
Tissées ou tressées, les fibres ont servi à assurer l'étanchéité de portes de fours et de chaudières, à fabriquer des vêtements de protection contre la chaleur et le feu : vêtements de pompiers, gants, bottes, vestes, etc., ainsi que des bourrelets pour le calorifugeage des canalisations de chauffage.
Sous forme de plaques ou de feuilles, elles ont été utilisées pour l'isolation thermique de cheminées, de convecteurs électriques, de cuisinières, de grille-pain et de fers à repasser. Quel plombier n'a pas eu l'occasion d'utiliser une simple feuille d'amiante pour protéger murs et cloisons lors de ses travaux de soudure ?
Utilisées en vrac pour l'isolation phonique et thermique ainsi que pour la protection contre l'incendie, les fibres d'amiante ont servi au flocage par projection de structures métalliques ou en béton, plus particulièrement dans les bâtiments à usage collectif : bureaux, établissements scolaires et bâtiments administratifs. Ces flocages, dans lesquels la proportion d'amiante est importante et les fibres très peu liées, présen-

tent encore à l'heure actuelle des risques sérieux de pollution des locaux par une dispersion des fibres due à la dégradation des matériaux.
Toujours en vrac et sous forme de poudre, les fibres d'amiante entraient dans la composition de colles de carrelage et d'enduits. Mélangées à du ciment, elles ont servi à fabriquer les célèbres plaques en fibrociment utilisées pour couvrir les hangars et divers bâtiments, ainsi qu'à monter des cloisons pare-feu, des conduits de cheminée et des gaines de descente d'eau pluviale. Enfin, on trouvait de l'amiante dans les garnitures de freins, les embrayages, les dalles d'isolation décoratives ou ignifuges de plafonds, les dalles en vinyl-amiante de certains revêtements de sol et les feuilles d'étanchéité de toitures-terrasses. Bien que les maladies dues à l'amiante soient principalement liées à une exposition professionnelle, les risques dans l'habitat ne peuvent être écartés, car on peut le trouver à tous les niveaux de la maison si celle-ci n'est pas très récente.

Effets sur la santé

L'amiante ne présente de risque réel pour la santé que lorsque ses fibres, invisibles à l'œil nu, sont dispersées dans l'air ambiant où elles peuvent rester en suspension pendant des heures. Il est donc très important d'éviter cette dispersion. Un matériau contenant de l'amiante n'est vraiment dangereux que si, friable, il se dégrade et libère ses fibres. C'est notamment le cas des flocages qui servent à protéger et à éviter la fragilisation des structures métalliques d'immeubles collectifs en cas d'incendie.
Les fibres d'amiante sont d'autant plus dangereuses qu'elles sont longues (plus de 5 microns) et minces (moins de 0,25 micron) ce qui est particulièrement le cas de la crocidolite. Elles sont à l'origine de maladies pulmonaires qui évoluent vers la fibrose, et après complication, vers le cancer bronchique ou le mésothéliome de la plèvre et du péritoine. Cette évolution est lente, et les premiers symptômes n'apparaissant généralement que 10 à 20 ans après le début de l'exposition et entre 15 et 40 ans pour le mésothéliome, la plupart des travailleurs exposés ne développent un cancer qu'après leur départ à la retraite.
Les fibroses se présentent sous deux formes : l'asbestose ou fibrose du tissu pulmonaire avec épaississement des parois alvéolaires, et la fibrose pleurale qui se traduit par un épaississement de la plèvre.
Asbestose et fibrose pleurale ne sont pas des cancers. En revanche, le

mésothéliome de la plèvre et du péritoine est un cancer très spécifique d'une exposition à l'amiante. Cette exposition peut être de courte durée, de quelques mois seulement, mais le temps de latence beaucoup plus long, allant de plus de 20 à 30 ans. Il peut être d'autant plus long que l'exposition a été faible. Le risque varie avec l'âge de la personne exposée, mais il semblerait qu'il soit d'autant plus élevé que cette dernière a été exposée jeune. Une exposition à l'amiante augmente également les risques de cancer bronchique. Le risque de développer ce type de cancer est particulièrement élevé chez les fumeurs, les substances contenues dans la fumée de cigarette semblant potentialiser les effets cancérogènes des fibres.

L'amiante est classé dans le groupe 1 des substances cancérogènes par l'IARC, c'est-à-dire cancérogène pour l'homme. Toute exposition, quelle que soit son intensité, est à considérer comme à risque puisqu'il n'existe pas de dose seuil pour cette substance. Les risques de développer une asbestose ou un mésothéliome suite à une exposition dans l'habitat sont probablement minimes, car la présence d'amiante en quantité importante est plutôt rare dans les maisons individuelles. Il ne faut toutefois pas négliger ces risques, si minimes soient-ils, et il est toujours prudent de faire l'inventaire de tout ce qui peut contenir de l'amiante dans la maison.

Pour diagnostiquer la présence d'amiante dans un bâtiment, et pour l'éliminer, il faut faire appel à une entreprise spécialisée. Rappelons à ce propos qu'une maison ou un appartement ne peuvent être vendus qu'accompagnés d'un certificat attestant l'absence d'amiante.

Par ailleurs, de nombreux appareils domestiques pouvaient, jusqu'à une époque relativement récente, contenir de l'amiante : diffuseurs de chaleur, grille-pain, planches à repasser, plaques chauffantes, convecteurs électriques, radiateurs soufflants, etc. Il faut évidemment les éliminer sans hésiter.

Les « nouveaux » polluants

Les polluants mentionnés ci-après sont qualifiés de « nouveaux » moins parce que leur présence dans l'air intérieur est récente que parce que personne, du moins en France, ne les avait recherchés jusqu'à maintenant. C'est à Greenpeace que l'on doit d'avoir mis en évidence leur présence dans la poussière des habitations, l'analyse de la poussière étant un moyen indirect de mesurer la présence de certains polluants dans l'air. Greenpeace a effectué des mesures en Grande-Bretagne, en automne 2002, dans 100 logements, et en France, en 2003, dans 50 logements. Au moment de mettre le présent ouvrage sous presse, les résultats pour la France ne sont pas connus, mais tout laisse à penser qu'ils seront peu différents des résultats britanniques.

Cinq familles de polluants, pour la plupart des perturbateurs hormonaux, ont été recherchées :

- **Les alkyphénols**, utilisés notamment dans les produits de nettoyage, dans certaines peintures et dans les cosmétiques. Leur effet perturbateur du développement sexuel a été mis en évidence sur plusieurs espèces animales.
- **Les phtalates**, présents en grandes quantités dans les PVC souples. Ce sont également des perturbateurs hormonaux.
- **Les retardateurs de flamme bromés (PBDEs)**, utilisés pour rendre moins inflammables de nombreux appareils, notamment les ordinateurs et les téléviseurs. On en retrouve des quantités croissantes dans le lait maternel, et ils sont notamment soupçonnés, comme le PCB, de perturber le développement intellectuel.
- **Les composés organoétain**, utilisés notamment comme stabilisateurs dans le PVC. Ils sont immunotoxiques.
- **Les paraffines chlorées à chaîne courte (SCCP)**, utilisées comme additifs ou apprêt dans les caoutchoucs, les peintures, les produits en cuir et certains tissus. Leurs effets à long terme sur l'homme restent mal connus, mais ils sont très toxiques pour les poissons et les autres organismes aquatiques.

Tous les échantillons de poussière analysés en Grande-Bretagne contenaient des phtalates, des retardateurs de flamme bromés et des composés organoétain, et les trois quarts contenaient également du nonylphénol (un alkylphénol) et des paraffines chlorées à chaîne courte. Les polluants les plus abondants étaient de loin les phtalates (en moyenne 431 mg par kg de poussière, ce qui est considérable sachant que, chez l'animal, des quantités infimes suffisent à perturber le développement sexuel), suivis par les retardateurs de flamme.

Conclusion

J'espère que les informations que j'ai réunies au cours de ces dix dernières années sur le problème posé par la pollution de l'air intérieur auront apporté une réponse aux questions que le lecteur se pose. Comme beaucoup d'entre nous, je n'avais au départ aucune notion des risques toxiques que pouvaient présenter certains matériaux de construction, meubles ou éléments de décoration de la maison, ainsi que nos différentes activités domestiques. En effet, les nombreux messages qui me sont parvenus suite à la mise en ligne de mon site Internet « la maison empoisonnée » confirment le manque d'information du public sur le problème posé par la pollution de l'air dans l'habitat. Plus inquiétant encore, les architectes et les médecins, qui devraient se sentir les premiers concernés, semblent eux aussi, pour la plupart, ignorer le problème. Ainsi, dans une étude qui regroupait 1 100 médecins, 93 % d'entre eux considéraient que le lien entre habitat et santé avait peu ou n'avait pas été abordé durant leurs études, et 95 % ne voyaient pas comment le médecin pouvait intervenir dans la prévention des pathologies liées à l'environnement intérieur.

Toutefois, bien tardivement à mon sens, on commence aujourd'hui à tirer la sonnette d'alarme devant l'explosion du nombre des cas d'allergie classique, d'asthme et de cancer, et l'apparition de toutes sortes d'allergies nouvelles qui, selon des spécialistes de plus en plus nombreux, seraient dues autant, voire davantage, à la pollution de l'air dans les logements qu'à celle de l'air extérieur.

Les pouvoirs publics se sont enfin décidés à se doter d'une Agence sanitaire de santé environnementale. La création de cette nouvelle structure et de l'Observatoire de la qualité de l'air montre que nos gouvernants ont pris de conscience de l'existence d'un problème sanitaire sérieux, et de la nécessité d'informer le public des dangers qu'il encourt à être exposé aux multiples polluants de l'air intérieur. Des efforts importants d'information sont à faire également de la part des industriels, qui devraient trouver dans les plus brefs délais des alternatives à leurs produits et matériaux encore trop polluants.

La réglementation française doit elle aussi évoluer, car, concernant l'utilisation des produits chimiques à usage domestique et la pollution de l'air à l'intérieur des logements, elle est pour l'instant pratiquement inexistante. Il existe certes des normes et des valeurs limites d'exposition en milieu professionnel, mais leur extrapolation à l'habitat est pratiquement impossible. Elles sont en effet calculées pour chaque substance prise individuellement et ne tiennent aucun compte des effets des synergies possibles entre les différents polluants présents dans l'air des habitations. Elles ne concernent par ailleurs que des adultes en bonne santé qui ne sont exposés que huit heures par jour et cinq jours par semaine, alors que l'exposition dans l'habitat peut largement dépasser ces durées et atteindre pratiquement 24 heures pour certaines personnes, comme les personnes âgées, les malades, les femmes enceintes et les jeunes enfants.

ANNEXES

ANNEXE 1

LES TERMITES

Insecte xylophage de 5 à 7 millimètres de long, le termite aux pièces buccales broyeuses vit surtout dans les régions chaudes tropicales et équatoriales. Cependant, les échanges commerciaux de bois exotiques et autres commerces du bois les ont aidés à sortir de leurs limites naturelles. Le problème posé par les termites devient particulièrement préoccupant, notamment dans le sud-ouest de la France où plusieurs départements sont touchés (Landes, Gironde, Charente-Maritime). Ils peuvent provoquer des dommages considérables s'ils ne sont pas combattus à temps. On trouve deux espèces principales de termites, la plus importante vivant sous terre et l'autre dans les bois secs (charpentes).

TERMITES SOUTERRAINS

Comme leur nom l'indique, ces termites vivent sous terre. Ne pouvant se développer que dans les endroits chauds et humides, ils vivent en colonies suivant une organisation sociale assez complexe. Ils sont organisés en trois castes : les termites reproducteurs qui sont des rois et des reines, les ouvriers, et les soldats. Les ouvriers assurent la construction de la termitière et nourrissent les autres membres de la colonie en régurgitant la cellulose qu'ils ont préalablement digérée.

Ils trouvent cette cellulose dans le bois humidifié, le papier, le carton et les tissus, mais ne peuvent la digérer directement car ils sont dépendants de protozoaires unicellulaires qui peuplent leur estomac et leur permettent de la transformer en une nourriture assimilable. Le milieu urbain leur est très favorable car, pour se développer et survivre, il leur faut une humidité constante et de la chaleur. Pour les conserver, ils se déplacent dans des galeries apparentes faites de débris et d'excréments qu'ils agglomèrent avec leur salive et par lesquelles ils accèdent à leurs sources de nourriture situées le plus souvent hors du sol (bois humides), mais rarement à plus d'un mètre, exception faite de boiseries humidifiées situées à des niveaux plus élevés. À la fin du printemps, les termites reproducteurs s'envolent et quittent leur colonie pour rechercher des sites propices à l'implantation de nouvelles colonies. Attirés par les substances volatiles émises par le bois, ils perdent leurs ailes et s'accouplent dès qu'ils ont trouvé un site favorable. Il est ainsi possible de détecter leur présence par les monceaux constitués de leurs brisures d'ailes. Les termites peuvent également se reproduire par « bouturage ». La colonie devenant trop importante, un groupe d'individus s'isole progressivement de la termitière pour créer de nouvelles colonies dans les constructions voisines. Mais la contamination se fait le plus souvent par l'homme lorsqu'il déplace les matériaux infestés.

PRÉVENTION

On peut prévenir ou tout au moins minimiser toute infestation par les termites en modifiant les conditions environnementales favorables à leur développement:

- Il est préférable que les fondations de la maison soient en béton ;
- Si la maison a une structure en bois, éviter tout contact direct du bois avec le sol ;
- L'espacement entre les structures en bois et le sol doit être au minimum de 20 à 30 cm et très bien ventilé ;
- Ne pas enterrer les structures en bois ;
- Entourer les fondations d'une couche de sable aux grains assez gros (diamètre minimum de 2 millimètres). Les termites sont incapables de les déplacer ;
- Placer une plaque métallique à rebords incurvés entre les murs de fondation et les murs d'élévation (structure bois) ;
- Boucher tout interstice dans la maçonnerie ;
- Éliminer toute humidité par un bon drainage autour de la maison ;
- Ne pas laisser de bois pourrir autour de la maison et installer le tas de bois de chauffage bien à l'écart ;
- Réparer les gouttières si elles fuient ;
- Ne pas planter d'arbustes ni de vigne vierge trop près de la maison ;
- Au moment de la construction, placer sous les fondations un film de polyéthylène contenant un insecticide ;
- Ne pas laisser de nourriture accessible (bois de chauffage, cartons et papiers, bois morts).

DÉTECTION

La maison est-elle infestée par les termites? Silencieux et de petite taille, ils sont difficiles à détecter. Voici quelques signes caractéristiques d'une éventuelle infestation:

- Présence de termites morts ou vivants;
- Présence de galeries extérieures apparentes, plus ou moins sinueuses et le plus souvent verticales;
- Présence de vermoulures et de bois humidifiés;
- Vol de termites ailés reproducteurs;
- Présence de débris d'ailes;

On peut sonder les boiseries avec un outil pointu ou en les frappant avec un marteau pour détecter la présence de termites.

Si l'on découvre des insectes que l'on ne connaît pas, il est utile de se renseigner auprès des services compétents, le CTBA* par exemple. Il ne faut pas confondre les termites avec des fourmis ailées qui ont une taille fine, des antennes coudées et des points noirs sur les ailes, et qui sont des prédateurs des termites. En cas de doute, faire appel à un spécialiste.

TRAITEMENT

Si l'on ne veut pas utiliser de produits chimiques, il est possible de prendre quelques mesures pour supprimer ou au moins réduire les invasions par les termites.

- Ouvrir et déterrer la termitière. L'ouverture de la termitière permettra aux prédateurs naturels, notamment aux fourmis, de les attaquer;
- Enlever tous les bois altérés, humidifiés ou infestés et les remplacer;
- Froid et chaleur extrêmes peuvent être utilisés pour tuer les termites. Il existe des systèmes thermiques qui permettent de chauffer le bois aux environs de 50°C, une température qu'ils ne supportent pas. L'utilisation de l'azote liquide permet également d'atteindre des températures suffisamment basses pour les exterminer;
- On peut injecter dans les termitières et dans leurs galeries et tunnels une solution d'eau et de nématodes;
- Une autre méthode consiste à injecter une solution microbienne (champignons) dans les galeries.
- Si les solutions précédemment préconisées s'avèrent insuffisantes et que l'on doive recourir à un traitement chimique, on peut faire appel à des termicides de faible toxicité tels que le borate de sodium, l'hexaflumuron ou le sulfluramide. On prépare des appâts de cellulose qu'on

imprègne avec l'insecticide. Les termites ouvriers chargés de nourrir toute la colonie transmettent ainsi les appâts empoisonnés aux autres membres.

- Le borate agit en empoisonnant l'estomac de l'insecte. L'hexaflumuron empêche la synthèse de la chitine, substance indispensable pour la reconstitution de l'enveloppe extérieure des termites lors de leur mue. Le sulfluramides perturbe leur métabolisme. Ces substances, bien que légèrement toxiques, le sont nettement moins que les produits classiques et ont l'avantage de ne pas avoir d'effets neurotoxiques.

Quoi qu'il en soit, il ne faut pas laisser les termites infester une maison. Aussi des contrôles préventifs réguliers sont-ils nécessaires, ainsi que la prise de quelques mesures préventives indispensables pour qu'ils ne puissent se développer.
Si des colonies sont déjà installées, il sera nécessaire de recourir à des méthodes naturelles de lutte, et, si l'on n'a comme dernier recours que l'utilisation d'insecticides, on optera pour les moins toxiques d'entre eux.

TERMITES AÉRIENS

Ces termites colonisent les bois secs. Au moment de la reproduction, les essaims de termites ailés cherchent à nidifier dans les bois secs, en pénétrant dans la maison par la moindre ouverture ou interstice : passage entre les tuiles, par les cache-moineaux et les ouvertures de ventilation, etc.

Il faut environ sept ans pour qu'une colonie de termites atteigne sa taille normale. Ces termites infestent les bois morts, les poteaux, le mobilier ou les charpentes. Contrairement aux termites qui vivent sous terre, il n'est pas nécessaire que les bois colonisés soient en contact avec le sol. Les termites de bois sec vivent en permanence dans le bois et, ailés, ne sortent que pour se reproduire sur un autre site. Dès qu'ils ont trouvé un lieu pour nidifier, trous ou fissures dans le bois, ils perdent leurs ailes et, pour se protéger des prédateurs, ferment les ouvertures par lesquelles ils sont entrés.

Leur organisation sociale est aussi complexe que celle des termites souterrains et leurs colonies sont constituées de rois et de reines (termites ailés servant à la reproduction), de termites ouvriers ou nymphes (termites non ailés et de couleur claire n'ayant pas encore atteint l'âge adulte), qui assurent le travail et la subsistance de la colonie, et de termites de défense, légèrement colorés, à la tête large et équipés de puissantes mandibules.

TRAITEMENT

Comme pour les termites souterrains, le meilleur moyen de se prémunir contre cette espèce de termites consiste à modifier les conditions environnementales pour qu'ils ne puissent se développer :

- Boucher tous les trous et fissures dans le bois ;
- Passer un vernis étanche sur les bois et boiseries ;
- Prendre des bois résistants (red cedar, etc.) ;
- Contrôler les bois provenant de zones contaminées.

Avant d'entreprendre toute action ou traitement, il est indispensable de bien identifier l'espèce de termites à laquelle on a affaire. Dans la mesure où ils vivent à l'intérieur du bois, la détection de leurs colonies n'est pas toujours aisée. Elle peut se faire grâce aux débris d'ailes que les termites auront laissés au moment de la reproduction avant de pénétrer dans le bois. Leur détection se fait également par sondage du bois ou par écoute avec un appareil électronique.

ANNEXE 2

QUELQUES CHIFFRES QUI DONNENT À PENSER

1. L'air intérieur, de loin la première de source de pollution par l'air que nous respirons

Sachant que l'air est plus pollué dedans que dehors et que nous passons la majeure partie de notre temps à l'intérieur, il n'est pas surprenant que nous absorbions beaucoup plus de polluants atmosphériques chez nous ou sur notre lieu de travail que dehors. Une étude effectuée en Grande Bretagne le confirme de manière éclatante, comme le montre le graphique ci-dessous.

Exposition moyenne à quelques polluants de l'air à l'extérieur et à l'intérieur (en % de l'exposition totale)

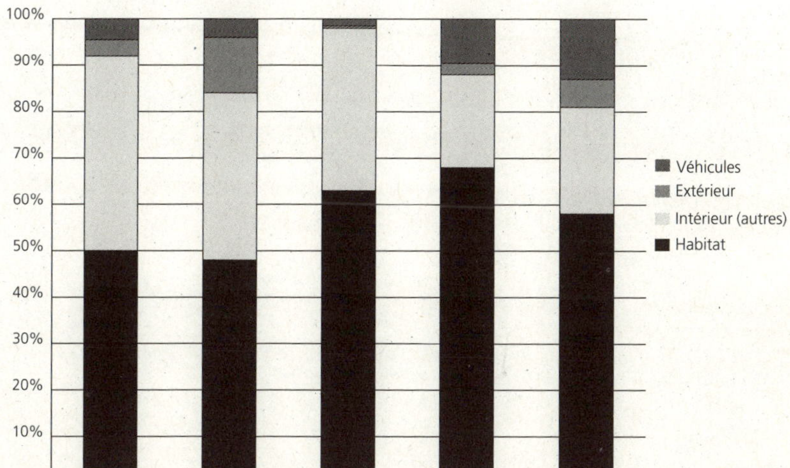

Source : D. Crump et al., Indoor Air 99, 1999

On y notera aussi que nous nous polluons davantage dans nos voitures que dehors et que même pour un polluant spécifique de l'air extérieur – le benzène – nous en absorbons 14 fois plus quand nous sommes à l'intérieur que dans la rue !

2. Asthme : une augmentation inquiétante, due pour une large part à la pollution de l'air intérieur

Aucune pathologie – le SIDA mis à part – n'a augmenté aussi rapidement ces 20 dernières années que l'asthme. En France, le taux de prévalence cumulative de l'asthme (personne ayant souffert de l'asthme au cours de leur vie) se situe entre 7 et 10 % de la population, et ce taux a doublé en 20 ans. Plus inquiétant encore, il touche davantage les jeunes que les adultes. À titre d'exemple, l'asthme touche 9,3 % des enfants de 6 à 7 ans à Bordeaux et 6,7 % à Strasbourg. Pour les adolescents de 13 à 14 ans, la situation est encore pire : 10,4 % d'entre eux souffrent d'asthme à Strasbourg et 16,1 % à Bordeaux ! On estime que 10 à 25 % de l'absentéisme scolaire est dû à l'asthme.

La prévalence de l'asthme chez l'enfant et l'adolescent est très variable d'un pays à l'autre et c'est dans les pays les plus développés qu'elle est la plus élevée. À titre d'exemple elle est, chez les jeunes de 13-14 ans, de 3 à 4 % en Europe de l'Est et de plus de 30 % au Royaume-Uni. Aux États-Unis le coût de l'asthme pour la collectivité était évalué à 14 milliards de dollars en 2000 contre 4 milliards en 1980.

Rappelons enfin que, selon l'OMS, dans la plupart des pays, la pollution de l'air est la première cause de maladie liée à l'environnement chez l'enfant.

BIBLIOGRAPHIE

Le Guide de l'habitat sain, S. et P. Déoux, Medieco, 2002.

Habitat, Qualité, Santé : clés en main, S. et P. Déoux, Médieco, 2002.

Pollution atmosphérique à l'intérieur des bâtiments : sources, exposition et risques sanitaires, Conseil Supérieur d'Hygiène Publique de France, Tec et Doc, Lavoisier, 1996.

Quels risques pour notre santé : pollution, air eau aliments, bruit, nucléaire ? D. Smirou, Syros, 2000.

Les Clés de la maison écologique, Oïkos, Terre Vivante, 2002.

L'Habitat écologique, quels matériaux choisir, F. Kur, Terre Vivante, 1998.

Maisons écologiques d'aujourd'hui, J.P. Oliva, A. Bosse-Platière, C. Aubert, Terre Vivante, 2002.

L'Isolation écologique, J.P. Oliva, Terre Vivante, 2001.

Maisons bio, Julien Fouin, Flammarion, 2000.

L'Architecture écologique, 29 exemples européens, D. Gauzin-Müller, Le Moniteur, 2001.

Annuaire national de l'habitat écologique, coédité par CREEE, La maison écologique et Terre Vivante, 2003.

La Pollution intérieure des bâtiments, la connaître pour la prévenir, Ed. Weka

Qualité de l'air intérieur : état des lieux et bibliographie, A. Allard, B. Blondeau, A.L. Tiffonet, Ministère de l'Équipement, du Transport et du Logement, 1999.

Inventaire des données françaises sur la qualité de l'air à l'intérieur des bâtiments, L. Mosqueron, V. Nedellec, Observatoire de la qualité de l'air intérieur, décembre 2001.

PÉRIODIQUES

La Maison écologique, BP 60, 14504 Vire Cedex, Tel/Fax 02 31 66 96 49, E-mail : la.maison.eco@wanadoo.fr Revue bimestrielle d'information sur l'habitat écologique.

Les Quatre Saisons du jardinage, domaine de Raud, 38710 Mens Tel. 04 76 34 80 80 Fax 04 76 37 84 02, E-mail : terrevivante@wanadoo.fr Revue de jardinage biologique et d'écologie pratique bimestrielle consacrant dans chaque numéro des articles à l'habitat écologique. Publié par Terre Vivante.

Pollution atmosphérique, Revue scientifique publiée par l'APPA (voir adresse page suivante).

Indoor Air, Revue publiée par l'International Society of Indoor Air Quality and climate (ISIAQ) (voir site internet page 183).

Environmental Health Perspectives, Journal of the National Institute of Environmental Sciences P.O. 12233 Research Triangle Park, NC, États-Unis
La meilleure revue scientifique sur les relations entre environnement et santé (en anglais).

ADRESSES UTILES

Observatoire de la qualité de l'air intérieur
84 avenue Jean Jaurès, Champs-sur-Marne,
B.P. 02, 77421 – Marne-la-Vallée Cedex 2
Tél. 01 64 68 82 66 – Fax 01 64 68 88 23

Créée en 2001, cet observatoire a pour mission d'identifier les substances pouvant affecter la qualité de l'air intérieur, d'évaluer l'exposition des populations, de contribuer à la mise au point de recommandations et de coordonner les recherches en matière de systèmes de ventilation.

Association pour la Prévention de la pollution Atmosphérique (APPA)
10, rue Pierre Brossolette, 94270 Le Kremlin Bicêtre
Tél. 01 42 11 15 00 – Fax 01 42 11 15 01
E-mail : contact@appa.asso.fr

Association œuvrant depuis plus de 40 ans pour une meilleure connaissance et prévention des phénomènes de pollution atmosphérique et de leurs effets sur la santé et l'environnement. Publie la revue *Pollution Atmosphérique.*

Réseau RSEIN (Recherche Santé Environnement Intérieur)
INERIS, Parc Technologique ALATA
BP2, 60550 Verneuil en Halatte, Tel. 03 44 55 61 77
E-mail : corinne.mandin@ineris.fr

Coordonné par l'INERIS, ce réseau a vocation à rassembler les experts français dont les activités sont liées à la thématique de l'environnement intérieur au sein des organismes disposant des compétences scientifiques dans ce domaine. Il publie le bulletin trimestriel *Info Santé Environnement Intérieur,* disponible sur internet, et effectue une veille scientifique sur ce thème, dont les résultats sont également disponibles sur internet.

Médiéco – Santé Environnement Habitat
BP 278 Andorra la vella, Andorre
Tél. 00 (376) 836 318 Fax 00 (376) 835 056
E-mail : contact@medieco.info

Organisme créé et géré par Suzanne et Pierre Déoux, spécialistes des relations entre habitat et santé et auteurs d'ouvrages de référence sur ce sujet.

Centre Scientifique et Technique du bâtiment (CSTB)
BP 2, 77421 Marne-la-vallée Cedex 2
Tél. 01 64 68 84 36

SOS-MCS
Association française d'aide et de défense des personnes atteintes du syndrome d'hypersensibilité chimique.
4, rue Saint Exupéry, 69000 Caluire
E-mail : bercath.lemasson@wanadoo.fr

Analyses de l'air intérieur.

Laboratoire Analytika

ZAC des Bousquets, 9 rue de l'Innovation, 83390 Cuers
Tel. 04 94 28 59 80 Fax 04 94 28 59 83
E-mail : btailliez@labo-analytika.com
www.labo-analytika.com

Réalise des analyses de tous les polluants chimiques.

Ambulances vertes (en Belgique et au Luxembourg)
Service d'analyse des milieux intérieurs (SAMI)
À Liège : tél. 00 32 (0)4 232 87 49
À Namur : tél. 00 32 (0)81 72 37 43
Au Luxembourg : tél. 00 352 (0)84 31 05 05
Cellule régionale d'intervention en pollution intérieure (CRIPI) à Bruxelles : tél. 00 32 (0)2 242 02 92

SITES INTERNET

Site de Georges Méar auteur du présent ouvrage
http ://perso.wanadoo.fr/ma.maison.empoisonnée

Observatoire de la qualité de l'air intérieur
www.air-intérieur.org

Réseau Recherche Santé Environnement intérieur (RSEIN)
www.rsein.ineris.fr

Association pour la Prévention de la Pollution Atmosphérique (APPA) :
www.appa.asso.fr

La maison écologique
www.lamaisonecologique.com

Association Terre Vivante
www.terrevivante.org

Pegase-Perigord CREEE
www.cr3e.com

Medieco – Santé Environnement Habitat
www.medieco.info

Centre scientifique et technique du bâtiment (CSTB)
www.cstb.fr

Association Haute Qualité Environnementale (HQE)
www.assohqe.org

International Society of Indoor Air Quality and Climate (ISIAQ)
www.isiaq.org (site en anglais)

Greenpeace
www.greenpeace.org

La maison de l'Allergie et de l'Environnement
www.conseilhabitatsante.com/index.htm

SIGLES ET ABRÉVIATIONS

ACA	Arsenate de cuivre ammoniacal
ACC	Arsenate de cuivre chromé
ACZ	Arsenate de cuivre-zinc
AFNOR	Agence Française pour la Normalisation
COV	Composés organiques volatils
CRII-RAD	Commission Recherche et d'Information Indépendante sur la Radioactivité
CSTB	Centre Scientifique et Technique du Bâtiment
CTBA	Centre Technique du Bois et de l'Ameublement
DDASS	Direction Départementale des affaires Sanitaires et Sociales
DTU	Documents Techniques Unifiés
EPA	Environmental Protection Agency, agence de protection de l'environnement des États-Unis Hydrocarbure aromatique polycyclique
HEPA	High Efficiency Particulate Air (s'applique à des filtres à particules)
IARC	International Agency for Research on Cancer
INSERM	Institut National de la Santé et de la Recherche Médicale (Institut international de recherche contre le cancer)
LHVP	Laboratoire d'Hygiène de la Ville de Paris
MCS	Multiple Chemical Sensitivity (Sensibilisation chimique multiple)
µg	Microgramme (1µg=1 millième de milligramme)
NIESH	National Institute of Environmental Health Science (Institut National des Sciences de Santé Environnementale aux États-Unis)
NIH	National Institute of Health (Institut National de la Santé, aux États-Unis)
NIOSH	National Institute of Occupational Safety and Health (Institut National de la Sécurité et de la Santé au Travail aux États-Unis)
OMS	Organisation Mondiale de la Santé
PPM	Partie par million 0,1 ppm = 120 $\mu g/m^3$
PVC	Polychlorure de vinyle
RNSA	Réseau National de Surveillance Aérobiologique
SBS	Sick Building syndrom, syndrome des bâtiments malsains
SNC	Système nerveux central
UFC	Union Fédérale des Consommateurs
VMC	Ventilation Mécanique Contrôlée

INDEX

Livre imprimé en région Rhône-Alpes, avec des encres à base d'huiles végétales sur un papier 100 % recyclé. L'imprimerie adopte une démarche environnementale progressiste certifiée par la marque Imprim'vert.

Imprimerie Vasti-Dumas
42000 Saint-Étienne
Dépôt légal : janvier 2009
N° d'imprimeur : V000549

Imprimé en France